Oliver Schmidt

# ¡Cabello!

## Peinados atractivos y favorecedores

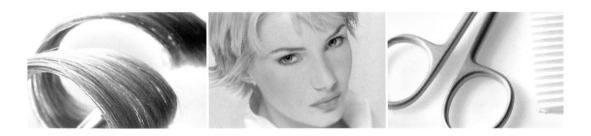

*Descubre el estilo que mejor te sienta y atrévete a cambiar de imagen*

**EVEREST**

# Índice

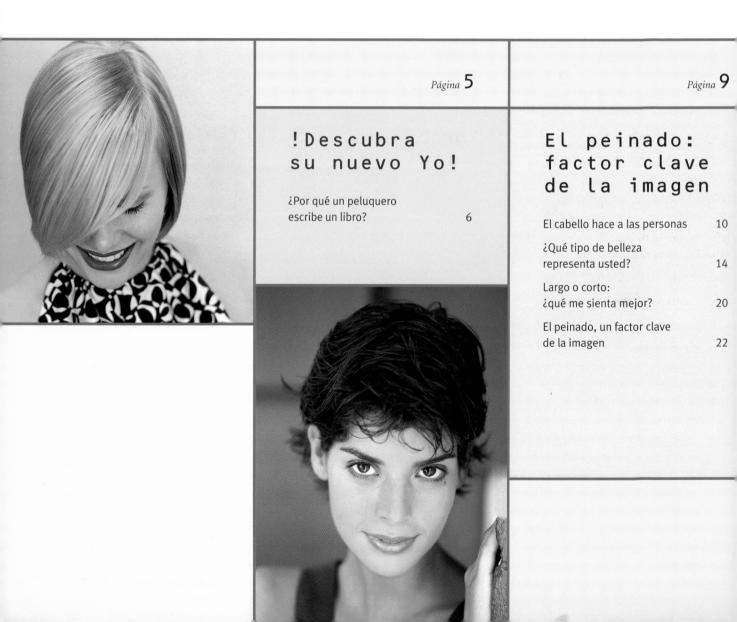

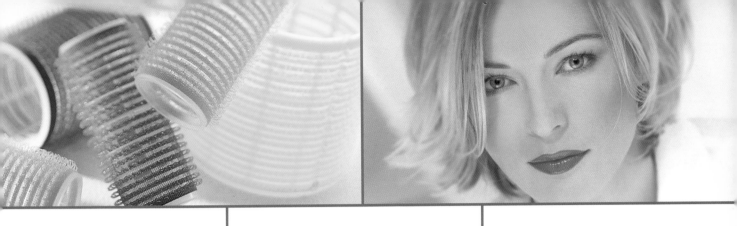

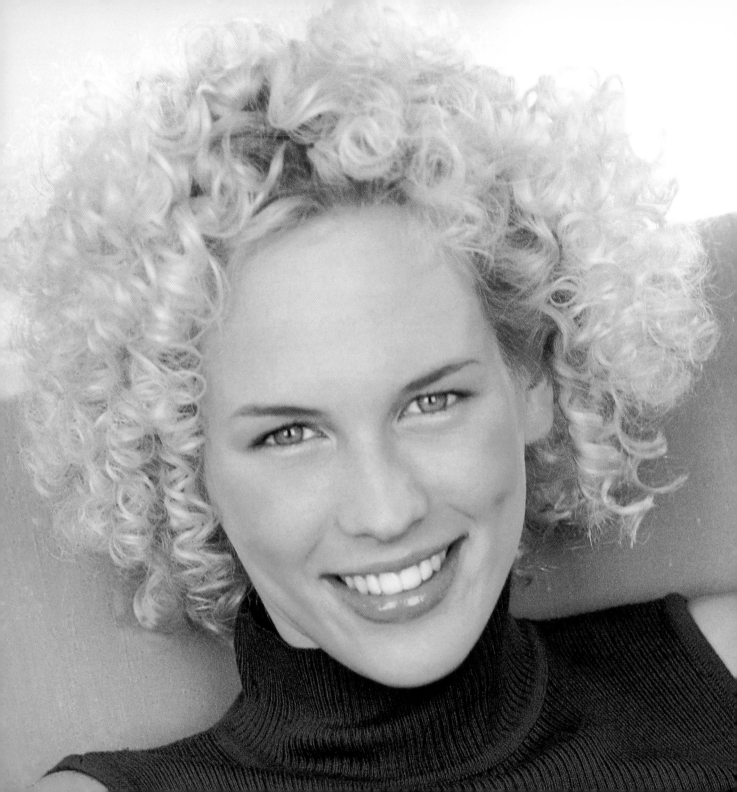

# ¡DESCUBRA SU NUEVO YO!

Apenas existe una característica que nos llame tanto la atención como un **cabello bonito**. El cabello es un signo de la personalidad, revela algo acerca de nosotros. Un buen **corte de pelo, fiel al estilo de la persona** reafirma nuestra autoestima y aumenta el atractivo. ¡Compruebe lo **divertido** que puede ser un look que esté de moda, y apueste por el poder de su propia **personalidad!**

# ¿Por qué un peluquero escribe un libro?

Mi larga experiencia profesional como peluquero me ha demostrado que, realmente, son muchas las personas que se interesan por el cabello. Encontrar el peinado que se ajuste a nuestra persona no resulta a menudo tan sencillo. Por este motivo, deseo plasmar en este libro todo mi saber. Su misión es darle a todos los lectores la posibilidad de encontrar el peinado más adecuado.

## Mi profesión: mi pasión

Tanto como confidente en cuestiones de belleza con mis clientes durante el trabajo diario en mi salón, como durante mis clases para los maquilladores, o durante el trabajo en programas de televisión o en las consultas estéticas de diferentes cadenas de televisión, mi profesión es mi vocación. Estoy orgulloso de poder crear junto a mis ayudantes nuevos *looks*, también para usted, que quizás esté pensando en cambiar algo en su peinado. Aproveche mis experiencias adquiridas en pasarelas de moda, revistas, anuncios publicitarios y seminarios. Realce su atractivo, su personalidad, su confianza, y experimente nuevas sensaciones con su pareja, con los amigos y los colegas del trabajo, junto con la sensación añadida de bienestar que le puede dar un nuevo corte de pelo. O un nuevo color. O un nuevo estilo. O, o, o... ¡léalo usted mismo!

### ¡APROVECHE LA OPORTUNIDAD!

Siempre hay un sinfín de razones para no hacer nada en beneficio de uno mismo. Todos tendemos a actuar así. ¿No hay tiempo? ¿Es demasiado trabajoso? ¿Qué podrían decir los demás cuando de pronto me vean tan cambiado? La última pregunta es precisamente un pensamiento que nos bloquea para decidir sobre algo que representa una novedad. Pero, cuando veo que alguna mujer se ha atrevido a dar el paso para realizar algunos cambios, descubrir nuevas facetas suyas, entonces me alegro por ella. No es muy divertido mantenerse siempre al margen; sólo quien llame la atención de forma positiva puede promover cambios. Un cambio en su imagen puede constituir, para cualquier persona, un nuevo comienzo. Y ésa es una oportunidad que nadie debería dejar pasar.

### UN NUEVO CORTE: NUEVAS SENSACIONES

La belleza perfecta que nos muestran las revistas y la publicidad, la moda y el cine nos intimida a menudo. Pero no se deje influir por ello. Una vez decidido a rescatar las facetas de su personalidad y de su belleza, conseguirá que éstas brillen. Una de las ventajas de los tiempos que corren es que los ideales de belleza ya no son tan dogmáticos. ¡Experimente su propia idea de lo que es la belleza! Sólo necesita un poco de valor para descubrir una faceta suya, que quizás aún no conozca tan bien. ¡Prepárese para una experiencia nueva y excitante!

## CONOCIMIENTOS DE BELLEZA

Un tratamiento profesional, como el que ofrezco en mi salón junto a mis 55 ayudantes, se puede realizar también en casa. Siempre hay un sinfín de preguntas en torno a los cortes, los peinados, los colores y los cuidados que me plantean mis clientes una y otra vez. Y todos los días, mis clientes me dan nuevas ideas, lo que significa que ellos también han contribuido a la existencia de este libro.

Este libro es una guía consejera para todo tipo de cuestiones: contiene datos, consejos, técnicas y secretos profesionales que giran en torno al cabello: informaciones que van más allá de las tendencias. Sin embargo, a mí me interesa aún más realizar la imagen que se esconde en cada corte de pelo actual y que se ajusta al estilo de cada persona. ¡Y eso es fundamental! Un nuevo corte de pelo o un nuevo peinado pueden constituir un verdadero baluarte para el ego. Atrévase a convertir en realidad sus deseos de experimentar un cambio, ¡inténtelo por una vez! Deje que los consejos de este libro le sirvan como fuente de inspiración. Verá que merece la pena, no sólo por su pelo, también por sus ganas de vivir. ¡Realce su personalidad!

Espero que se divierta con este libro.

*Oliver Schmidt*

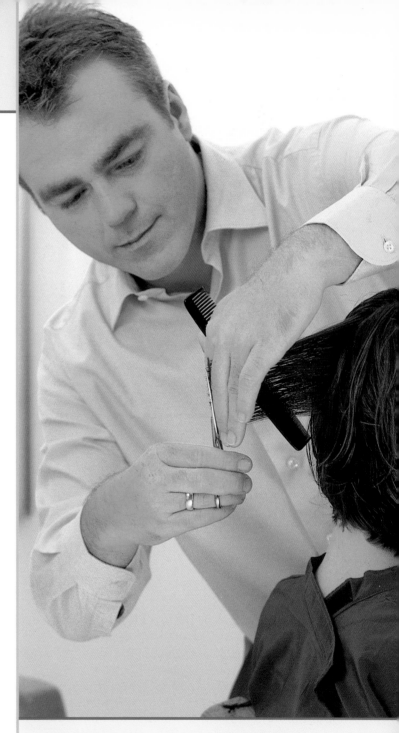

*¡Saque provecho de los consejos que Oliver Schmidt le da en este libro! Y la aventura de la peluquería puede comenzar...*

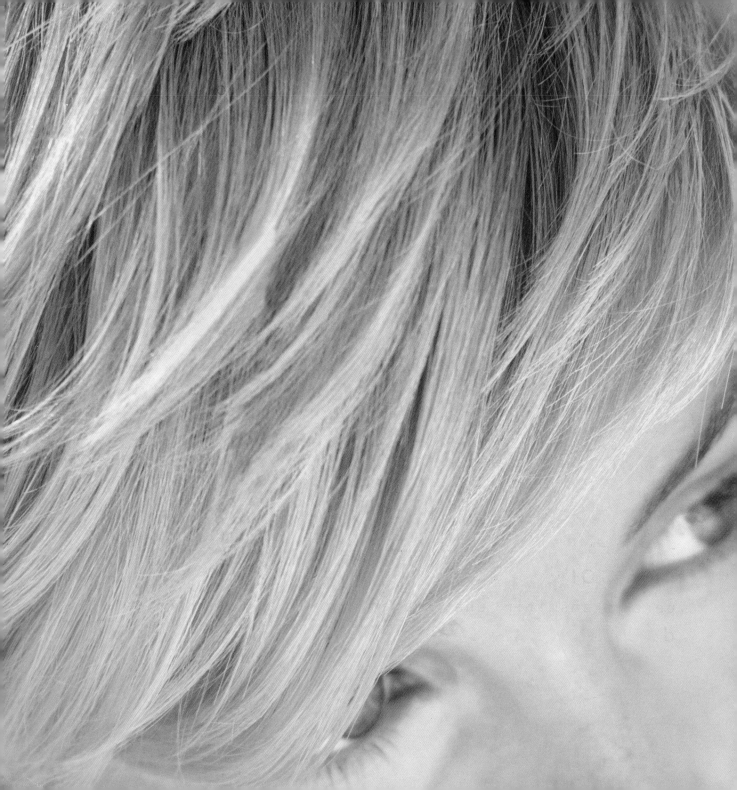

# EL PEINADO: FACTOR CLAVE DE LA IMAGEN

No sólo la ropa, también el cabello hace a las personas. Al igual que nuestra forma de vestir -incluso aún más-, el cabello refleja nuestra personalidad. Por tanto, aproveche su peinado para transmitir una imagen positiva. Sea valiente, descubra su nuevo Yo... y diviértase con ello.

# El cabello
## hace a las personas

Siempre están ahí: mujeres que nos llaman la atención, sencillamente porque son increíblemente atractivas. No son bellezas perfectas, pero poseen un encanto especial. Un buen peinado, a menudo, "tiene la culpa".

## La belleza: no sólo para gente VIP

Estrellas como Cathérine Deneuve o Sharon Stone han demostrado que un buen aspecto físico no es cuestión de edad. De repente, han renunciado a sus famosas melenas y ahora llevan un atrevido peinado corto. Han demostrado valor y son consecuentes con su edad. No es un paso fácil, pero sí merece la pena y, para eso, uno no necesita ser famoso.

### ¿CAMALEÓN O ICONO?

La modelo Linda Evangelista fue considerada durante mucho tiempo un "camaleón", pues esta famosa belleza se adaptaba con facilidad a cualquier tendencia nueva. Unas veces rubia, otras castaña, en ocasiones pelirroja, pero siempre ella misma. "Yo siempre fui una buena modelo", dijo una vez en una entrevista, "pero cuando me decidí a cortar mi melena, mi carrera experimentó un fuerte ascenso".

Un tipo de belleza muy diferente es Claudia Schiffer: su rubia melena se convirtió tras su aparición como la "Bardot alemana" en su signo de identidad. Hoy en día, sigue llevando el pelo igual de largo y, sin embargo, sí que lo ha modificado con ayuda de ligeros cambios a lo largo de su carrera.

Una estrella como Madonna también se ha convertido en un icono, porque en cada vídeo nos sorprende con una nueva imagen.

Inventa con gran afán nuevos *looks*, se reinventa a sí misma, y eso nos fascina. Nos olvidamos con excesiva facilidad de que la posibilidad de cambiar la imagen también reside en nosotros mismos.

### UNA CORRECTA "SALIDA A ESCENA"

Durante mi actividad para la televisión pública y privada aconsejo con regularidad a moderadores acerca del peinado que mejor realza su personalidad televisiva. La presentadora que lee todas las noches las noticias desea transmitir, por supuesto, algo diferente a la presentadora de un programa de "cotilleos". El peinado tiene que ser, por lo tanto, también diferente. Porque a través de la imagen se transmiten los primeros y (a menudo) más importantes datos acerca de la persona y lo que representa.

La apariencia como signo de identidad: ¿por qué sólo es válido para la gente famosa y las estrellas de cine? ¿Por qué no también para usted? Durante mi trabajo en el salón veo una y otra vez que las mujeres se valoran bastante bien, pero sin sospechar lo que aún podrían rescatar de sí mismas. Se trata de sacar a la luz las numerosas facetas de una personalidad. Es sorprendente lo mucho que contribuyen a ello un corte de pelo perfecto y un peinado apropiado. Aproveche esta realidad con ayuda de este libro (y de su peluquero). Diseñe su propia reaparición, no importa dónde tenga lugar: en su vida privada, en el trabajo o durante un cambio decisivo de su vida.

# EL CABELLO COMO UN FACTOR DE BIENESTAR

Sentirse bien consigo mismo, llevar adelante sus propias ideas: para ello no hace falta ser una celebridad. Sienta bien ser sencillamente uno mismo y transmitirlo. Toda persona irradia una imagen hacia el exterior, y es divertido ofrecerle al mundo la imagen que más nos gusta de nosotros mismos: optimista, alegre y abierta, pero también a veces incluso misteriosa, hermética y enigmática. Sólo depende de usted, de su humor y de sus sentimientos durante ese día.

Dos veces al año se intenta imprimirle a la moda nuevos aires, y en las pasarelas se presentan las nuevas tendencias lo más espectacularmente posible. ¡Qué duro es estar al tanto de todas estas tendencias! Pero eso tampoco tiene por qué ser así. Sencillamente, saque lo mejor de lo que le ofrece la moda. Es posible que el nuevo furor por los años 60 le favorezca o que no le gusten demasiado las hombreras de los 80. Aquello que ha resultado ser una vez bueno, también puede bloquearse. ¡Déjese llevar por sus deseos de querer cambiar!

Hable con su peluquero. Pruebe con él lo que le va bien a su imagen. ¡No piense en quién debería ser, sino en quién quiere ser! El deseo de descubrirse a sí mismo podría desarrollar nuevas facetas desconocidas en usted. Los siguientes capítulos le mostrarán cómo su peinado se convierte en su cómplice para un cambio espectacular.

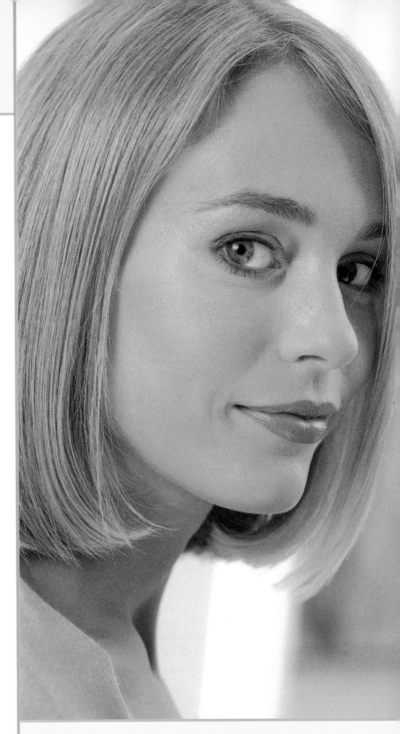

*¿Autoestima? ¡Aproveche su peinado para reafirmar su personalidad y confianza en sí mismo!*

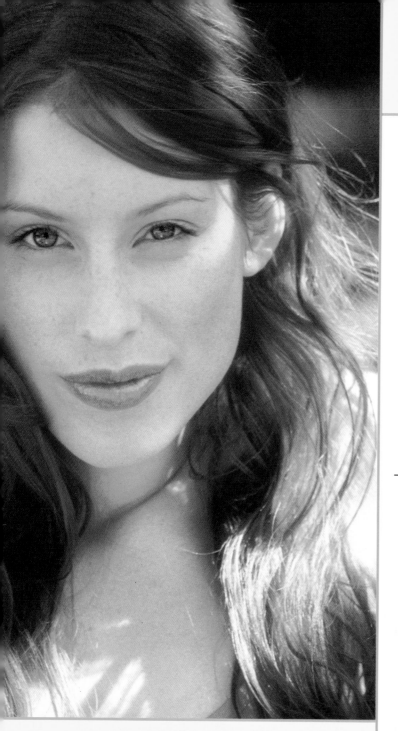

*Un pelo que realza positivamente es capaz de acaparar todas las miradas.*

# Una imagen positiva a través del peinado correcto

Un atrevido corte escalonado o un austero peinado de paje, unas suaves ondas o unas estructuras masculinas: su peinado transmite un mensaje al exterior. ¿Por qué no aprovechar este potencial? Piénselo por una vez: ¿no le divierte pelear durante el día a favor de un proyecto que desea realizar, y festejar de noche lo conseguido? Durante el día competente y serio, durante la noche lleno de temperamento y relajado. La imagen no es nada estática. La imagen es el espejo de su personalidad. Disfrute de las facetas de su personalidad. Disfrute el placer de decir sí al propio Yo. Sea valiente con su propio Yo: ¡atrévase con una nueva imagen!

## SU *LOOK*: TAN VERSÁTIL COMO SU VIDA

Una vez me encontré a una clienta en el aeropuerto de Hamburgo. La había visto el día anterior muy natural y relajada en mi salón en vaqueros, con una americana deportiva y una camiseta. Ahora llevaba un traje de chaqueta y una cartera de cuero bajo el brazo. Transmitía un aire competente, enérgico e inspiraba confianza. El peinado era el mismo que el del día anterior.

Esto demuestra que lo que realmente importa es que usted encuentre su propio *look*, un *look* que se ajuste a su estilo de vida. Hable con su peluquero sobre los cambios que son importantes para usted y qué le gustaría introducir en su peinado. Si su profesión es más creativa, quizás no quiera dar una imagen tan seria como la de un empleado de banca. Si es abogada, tal vez prefiera una imagen exterior formal y no un peinado atrevido que esté de moda y que disponga de muchas variaciones. El corte perfecto es como la pareja que respeta sus necesidades personales. ¿Atrevido, clásico, conservador? Su peinado debería reflejar todas sus facetas.

## ¿DE MANERA ESPONTÁNEA O POCO A POCO?

Todo el mundo tiene un día en el que el pelo está "rebelde". Sin embargo, si el peinado ya no le sienta bien, ha llegado la hora de cambiar algo. Usted lo siente. Es posible que primero quiera aproximarse poco a poco a un nuevo *look* o que, después de un gran acontecimiento, necesite un cambio radical de imagen. Su peluquero encontrará con su ayuda los cambios oportunos.

## VIAJE EN EL TIEMPO

Piense por una vez en tiempos pasados: ¿qué imagen reflejaba durante las diferentes etapas de su vida? Rescate el viejo álbum de fotos. Compare el peinado de su tiempo de estudiante con el de la universidad o el de los primeros años de trabajo. ¿Qué aspecto tenía cuando tuvo a su primer hijo? Deje que le invadan los recuerdos. Y ahora mírese en el espejo: ¿quién es hoy en día? ¿Coincide su *look* con su personalidad? ¿Y quién le gustaría ser? ¿Su pelo está cómo le gustaría que estuviera? Es muy reconfortante cambiar de peinado aproximadamente cada 5 años. Deje que sus propias mejoras se hagan realidad. En los próximos capítulos le mostraré un sinfín de posibilidades, le enseñaré diferentes trucos y le daré nuevas ideas.

## Un cabello bajo la lupa

Todas las personas tenemos unos 100 000 pelos sobre la cabeza. Todos ellos deciden sobre nuestro aspecto físico. ¿Pero se ha parado a pensar alguna vez de qué está compuesto cada uno de estos pelos? El cabello se divide principalmente en tres elementos:

➤ El primero es la capa exterior del cabello: **la capa escamosa**. Protege el interior del cabello, posee una estructura fuerte, relativamente resistente a las roturas, y sensible ante las influencias mecánicas.

➤ La segunda capa del cabello es el **tronco fibrilar**, también denominado córtex. Ocupa la mayor parte del cabello, es la responsable de su elasticidad, pero también de su resistencia a la rotura. Un cabello sano puede soportar hasta 100 g, eso significa que los cabellos de un ser humano pueden soportar en torno a los 10 000 kg (¡el peso de 12 coches!).

➤ La tercera capa del cabello es la **capa medular**, también denominada médula. En el ser humano (a diferencia de los animales) está sólo débilmente desarrollada y en realidad carece de significado para la calidad del cabello.

# ¿Qué tipo de belleza representa usted?

La individualidad en lugar de un *look* unificado, la fantasía en lugar de la norma. La nueva libertad de la moda deja abiertas todas las posibilidades, pero también provoca inseguridad en nosotros. ¿Qué me sienta bien? ¿Qué me va bien? Confíe en su autenticidad y descubra qué es lo característico en cada uno.

## ¡Descúbrase a usted mismo!

Las viejas costumbres, aferrarse a un peinado que en su día fue actual, el miedo a intentar algo nuevo; todos estos factores pueden provocar que uno se asuste ante los cambios. Pero existe una serie de pasos sencillos que nos llevan a un nuevo peinado, al nuevo Yo.

Los modelos y los actores confían su físico a sus estilistas, peluqueros y maquilladores profesionales, experimentando sensaciones nuevas con cada anuncio o película. Aunque usted no sea (aún) un profesional en cuestiones de imagen, junto a su peluquero puede convertirse en uno de ellos. Y tampoco se trata, ni mucho menos, de cambiar continuamente de imagen, sino de reconocer su lado más "potente" para lograr una imagen exitosa y desarrollarla paso a paso.

A continuación, conocerá a cuatro tipos diferentes de persona con unas necesidades y unas exigencias distintas respecto al peinado: el tipo lujoso, el sencillo, el valiente y el prudente. Quizás le correspondan varios elementos de diferentes tipos… es normal. En cualquier caso, con esta tipología básica dispone de la posibilidad de aprovechar mejor en la peluquería los consejos de lo que lo hizo a lo mejor hasta ahora. Al mismo tiempo, descubrirá algunas cosas sobre usted mismo. ¡Que se divierta!

## TIPO 1: EL LUJOSO

Ha encontrado su estilo: sabe quién es y cómo es la imagen que proyecta hacia el exterior. Su pelo es para usted un lujo bastante costoso, y además le gusta darse de vez en cuando un "homenaje". Los compuestos de cuidado capilar son ideales para salir del paso, para secarse el pelo en la peluquería cuando esté planificando una velada agradable y, por supuesto, para un peinado perfecto que se deja recortar con regularidad. Estar siempre aseado y bien arreglado es para usted una obligación con la que sacrifica tiempo y dinero. Para su pelo, lo mejor de lo mejor, y a su lado un buen profesional de la peluquería que respete todos sus deseos. El cuidado, el lujo y el estilo forman para usted parte de una misma cosa.

En este sentido, los cambios son más bien pocos. Su elegante *look* que ha perfeccionado desde hace años podría parecer pronto un poco conservador. Quizás el típico peinado clásico de paje haya destacado muy bien su personalidad durante años, pero un par de escalones podrían hacerle rejuvenecer algunos años. Pequeños ajustes en el corte del pelo, mejoras en los contornos, mínimos cambios de color… el cambio se esconde en el detalle. Quizás necesite algún tiempo para decidirse, pues las modas repentinas no le convencen. Pero una vez que sepa lo que desea, demuestre valor. ¡Permita que su peluquero le dé algún consejo de vez en cuando!

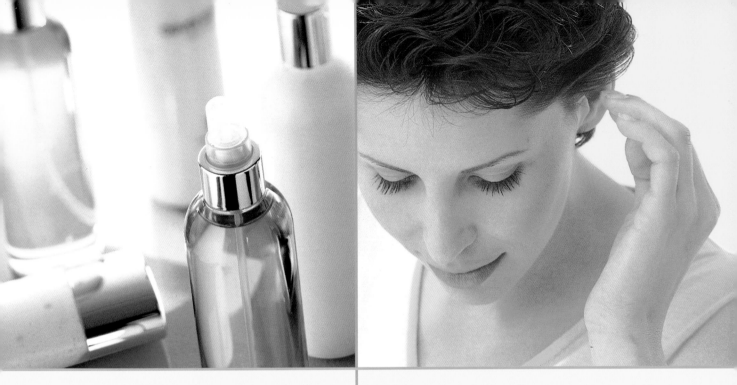

*Para el pelo, sólo lo mejor. El tipo lujoso valora los productos de primera calidad.*

*Poder arreglarse el pelo con las manos, pero que quede bien: esto es lo que espera el tipo sencillo de su corte de pelo.*

## TIPO 2: EL SENCILLO

Un cabello bonito y cuidado es tan importante para usted como la moda, pero hay miles de cosas en su apretada agenda que son más urgentes que una visita al peluquero. Quiere tener un aspecto magnífico, pero el peinado matutino no puede llevarle mucho tiempo. Puede ocurrir que, de vez en cuando, se ponga personalmente manos a la obra si no dispone del tiempo suficiente para ir a la peluquería. Por eso necesita un corte que le siente estupendamente y que pueda arreglar con sus propias manos, que ofrezca una gran cantidad de posibilidades y que no sufra demasiado si no se recorta a tiempo.

Su lema es "lo que importa es que sea cómodo". ¡Pero cuidado!, puede no aprovechar del todo las posibilidades de su pelo o del peinado. Existen una serie de trucos sencillos con los que puede mejorar sin mucho esfuerzo su imagen. ¿No quiere perder tiempo delante del espejo? Un divertido *look* se puede conseguir en un santiamén: sólo hay que saber cómo. Pregúntele a su peluquero y cómprese productos para usar en casa que le ahorren tiempo. Quizás pruebe también algún color nuevo; cabe la posibilidad de que le sorprenda el efecto.

## TIPO 3: EL VALIENTE

Las corrientes procedentes de la moda, la música y el cine son muy importantes para usted. Las normas no le importan mucho, menos aún en lo que se refiere a su peinado, usted se orienta bastante por las últimas tendencias de moda internacionales. Necesita un peluquero que sea tan adepto a las modas como usted, y a su vez necesita un *look* que sea flexible y que se pueda cambiar radicalmente. ¿Tinte? ¿Mechas? ¿Un peinado agresivo? ¡Sí!

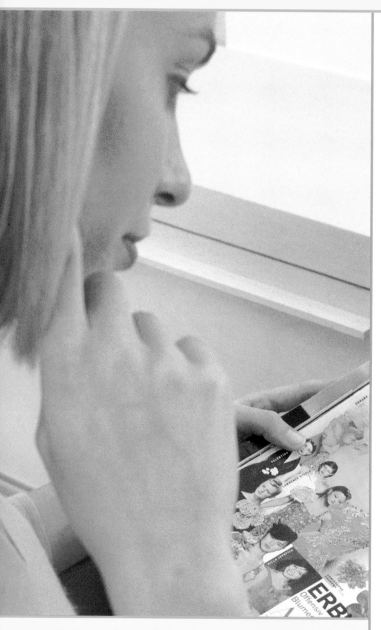

Ser tan proclive a los experimentos es, en ocasiones, un poco peligroso: mucho puede ser demasiado. Un poco de color, demasiados productos, y el cabello ya está estresado. Además: ¿constituye la última moda realmente algo para usted? Hoy el pelo muy corto, afeitados, mañana permanente… quizás sería mejor un corte que se pudiera modificar por completo. No se olvide, por culpa de su pasión por los cambios, de su propia imagen. Por supuesto le gusta variar el peinado, pero a lo mejor reside ahí el peligro de poder "meter la pata" y tener que pagarlo con un "accidente" en su pelo. Una vez que se haya convencido de la calidad y del asesoramiento de un salón, pero tenga ganas de probar algo nuevo, ¡entonces cambie sencillamente de peluquero dentro del mismo salón!

## TIPO 4: EL PRUDENTE

Usted sabe quién es y no tiene que demostrárselo a nadie. Y menos aún a través de su físico. Ya tiene su rutina de belleza en la que hay poco sitio para los experimentos. Se interesa por cosas que son más importantes que un atractivo físico. La belleza, la moda, la peluquería… eso lo deja en manos de otras personas, si no fuera por esos pequeños momentos: una cena en la que alguien le ha sorprendido con un cumplido, una fiesta en la que se encontraba tan a gusto como llevaba tiempo que no hacía, lo cual también tiene que ver, de algún modo, con la ropa nueva que se había comprado durante las vacaciones… Puede que esas ganas ocultas de querer arreglarse sean el motivo de haberse comprado este libro. Cambiar un poco, sí. ¿Pero cómo? ¿Cortar las puntas de la bonita melena? ¡Por favor, sin experimentos! Sin embargo, su peluquero a lo mejor le mostrará una cara completamente diferente a través de unos escalones amplios y bien definidos y algunos reflejos. Así que: ¿por

*El valiente: siempre a la búsqueda de nuevas tendencias e ideas.*

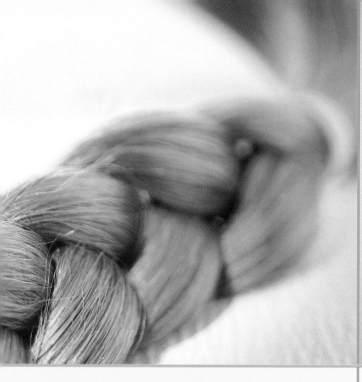

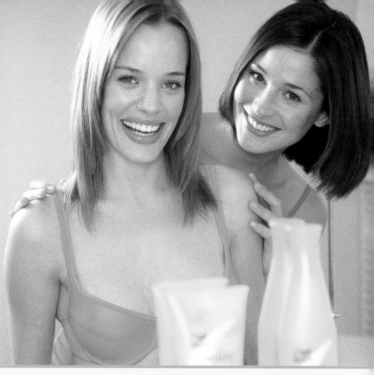

*¡Experimentos no, por favor! El tipo prudente se aventura a emprender algunos cambios sólo de forma muy reticente.*

*¿Qué peinado me sentará mejor? A veces, pedirle consejo a una buena amiga es de gran ayuda.*

qué seguirle siempre el ritmo a los demás? Una coloración o un nuevo peinado lo puede probar durante las vacaciones o en casa, antes de decidirse a más.

No se preocupe de lo que puedan pensar a su alrededor, su pareja o su mejor amigo. Después del repentino "¡Pero cómo has cambiado!", le seguirán pronto las alabanzas, los cumplidos y el respeto por el valor mostrado para emprender unos cambios. Los cambios bruscos no son para usted: no deje que le obliguen a nada y lleve a cabo los cambios poco a poco, paso a paso.

## ¿Qué imagen doy a los demás?

¿No sabe muy bien a qué tipo pertenece? ¿Reúne posiblemente diferentes características de cada uno de los 4 tipos? Entonces, pregunte a su pareja o a su mejor amigo cómo le ve. Esto le puede dar algunas conclusiones interesantes, ayudándole en su camino hacia el "peinado de sus sueños".

# 10 pasos hacia el autoanálisis capilar

Los siguientes diez pasos le ayudarán a encontrar el peinado ideal. ¡Prepare el papel y el bolígrafo y comience con su autoanálisis capilar!

**Paso 1.** Comience tranquilamente con algunas reflexiones básicas: ¿A quién ve, cuando se mira en el espejo? ¿Cuánto tiempo hace que ya lleva ese mismo peinado? ¿Se podría imaginar algún cambio? ¿Desearía ser, en términos generales, otra persona? ¿Existe alguna faceta de su personalidad que le gustaría realzar? ¿Se esconde una personalidad fuerte y llena de carácter debajo de una melena tradicional? Escoja varias revistas y recorte fotos con la imagen que desearía tener. Reflexione: ¿Quién soy para mi pareja? ¿Cómo me ve mi mejor amigo? ¿Aún le va bien ese peinado de hace 5 años a la persona que soy hoy en día?

**Paso 2.** Determine su tipo (*véanse* las páginas 14-17). ¿Se ve como una persona lujosa? ¿O valiente? ¿O sencilla? ¿O es más bien cautelosa?

**Paso 3.** Analice su estado: ¿Cómo transcurre su vida? ¿Está satisfecho de su situación actual? ¿Qué necesidades quedan sin cumplir? Un análisis sin escrúpulos puede ayudar a acabar con todos los viejos prejuicios hacia nosotros mismos. Puede que, antes de una modificación dentro de la tipología, le sea más importante otro tipo de cosas. Quizás tenga en mente desde hace tiempo una dieta o quiera cambiar de trabajo. Sea sincero consigo mismo, en este caso se trata de usted.

**Paso 4.** Partiendo de una apreciación realista de su situación actual, debería reflexionar un poco acerca de su tipo de pelo. ¿Cómo calificaría la calidad de su cabello? ¿Sufre problemas capilares? ¿Reacciona de forma alérgica ante determinados materiales, por ejemplo los tintes?

**Paso 5.** La ropa y su estilo personal son elementos muy importantes para encontrar el *look* apropiado. ¿Le gustan los vaqueros y las zapatillas deportivas? Entonces, le podría molestar todo lo que conlleve muchos cuidados y arreglos. ¿Siente "el deseo del lujo"? Entonces debería pensar en un corte variable que pueda peinar de manera sencilla y natural, pero que, con algunos toques, también resulte elegante y sensual.

**Paso 6.** Observe las proporciones de su frente, nariz y barbilla. Cuanto más desarrolladas estén, más corto puede llevar su pelo. En el caso de una cara extremadamente redonda, el peinado no debería ofrecer una línea demasiado "aplastada". En el caso de una cara más alargada, es muy importante la longitud del cabello para que las proporciones faciales más desfavorables estén equilibradas.

Junto con las proporciones de la cara, es muy importante la relación entre el cuello, el hombro o la nuca para su peinado. Si el cuello es muy largo o la nuca muy fuerte, esto se puede disimular con un peinado acertado.

Unos cabellos que lleguen más allá del cuello pueden darle un marco perfecto a la nuca, mientras que un mayor volumen en la parte superior de la cabeza ayuda a "alargar" ópticamente un cuello demasiado corto. Si desea realzar su bonito cuello, entonces son ideales los peinados cortos, y si tiene el pelo largo los recogidos le sentarán muy bien.

**Paso 7.** También habría que tener en cuenta la altura y la figura para su peinado. A menudo ocurre que las mujeres bajitas llevan el pelo demasiado largo (pareciendo aún más bajitas); o que mujeres muy altas llevan un peinado muy corto (por lo que su cabeza parece aún más pequeña). Así que, respete su estatura, aunque con su fisonomía se puedan realizar casi todos los peinados.

**Paso 8.** Antes de decidirse por un nuevo corte de pelo, debería plantearse la pregunta de si constituye más bien un "tipo de corte

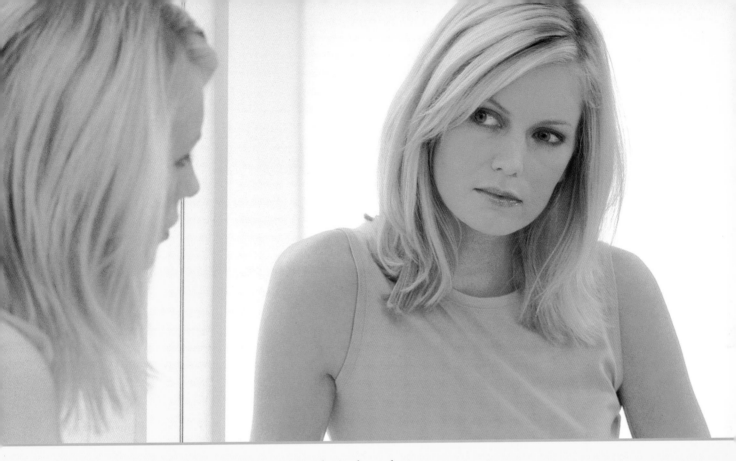

*Una mirada crítica al espejo ayuda a encauzarnos hacia el peinado que deseamos.*

de pelo" o un "tipo de pelo". La persona que representa "el tipo de corte de pelo" se divierte cortándoselo, experimentando. La que representa "el tipo de pelo" le muestra su pelo en todo su esplendor y en realidad necesita un corte sólo para las puntas.

**Paso 9.** Un punto muy importante que no debería infravalorar es la enumeración de peinados que no le gustaron, o estilos de peinados que ha probado, pero que ha rechazado. Quizás su peluquero le recomiende precisamente el peinado que nunca le ha gustado llevar, porque precisamente ya no está de moda. Atrévase a decir que no, y piense siempre en ello: su gusto y sus preferencias deciden.

**Paso 10.** Partiendo de estas premisas, puede tener ya una idea concreta sobre lo que significa para usted el cambio deseado y hacer un resumen. A menudo se trata sólo de detalles (unos cm menos en su peinado, un tinte o un compuesto para dar un mayor volumen a su preciosa melena, o el cambio del pelo largo a medio largo) que hacen resplandecer el peinado en conjunto. Transforme sus ideas en hechos, no importa si es en el baño o en la peluquería. Quizás su primer cambio constituya el comienzo de una actitud más activa en pos de la belleza.

# Largo o corto: ¿Qué me sienta mejor?

"¡Eso no me queda bien!". Desgraciadamente, esta frase bloquea a menudo el camino hacia una nueva imagen. Puede que su corte de pelo tenga simplemente unas proporciones inadecuadas para su cara. Pero eso se puede modificar, pues cualquier tipo de belleza es flexible.

## ¡Le sientan bien más cosas de las que se imagina!

Las viejas creencias de que una cara en forma de corazón sólo es bonita con el pelo corto o que una cara estrecha no puede llevar un pelo largo, hace mucho que se han desterrado. Todas las caras tienen su encanto, sólo necesitamos ponerlas correctamente "en escena".

### ¿CÓMO ES SU PELO?

Hay personas que poseen unos rizos naturales fantásticos y que se esfuerzan una y otra vez en alisárselos con el secador. Una pena. También hay personas que tienen un cabello fino y poroso que prefieren no peinar y arreglar para no estresarlo aún más. Mal hecho. Un pelo fino puede recobrar más firmeza a través de una permanente de volumen. Por otra parte, un rizado natural puede convertirse en una maravilla con los productos de cuidado correctos y un corte que no revista unos escalones demasiado pequeños. ¡Tiéndale una mano a su propia naturaleza!

### PREFERENCIAS PERSONALES

Peine su pelo hacia atrás después de lavarlo y mírese en el espejo. ¿Qué características individuales conforman su cara? ¿Unos ojos expresivos? ¿Unos pómulos muy marcados? ¿Una boca muy voluptuosa? Todo esto son detalles que debería tener en cuenta a la hora de elegir su nuevo peinado.

Obsérvese primero por delante y gírese luego para ver su perfil. Piense qué es lo que quiere destacar. Como regla más importante hay que tener en cuenta lo siguiente: cuanto más alegre sea la expresión de la cara, cuanto más regulares sean las proporciones de la frente, la nariz y la barbilla, más corto podrá llevar su pelo. Tenga siempre en cuenta sus preferencias personales: si le encanta el pelo largo, pero aún no ha encontrado el peinado adecuado, no debería decidirse por un peinado más corto.

Sin embargo, si suele llevar su pelo casi siempre atado en una coleta, entonces un peinado corto puede ser precisamente lo más acertado.

### SEDUCTOR: EL PELO LARGO

Además de una determinada estatura, uno de los requisitos más importantes para llevar el pelo largo es sanear las puntas regularmente. En los últimos años se han desarrollado una serie de fórmulas de cuidado a través de las cuales puede proporcionarle a su cabello, en cuestión de semanas, un excelente brillo. ¿Le apetece llevar hoy su pelo rizado y mañana liso? Su peluquero le mostrará cómo hacerlo con las herramientas adecuadas. De esta forma realzará aún más su melena.

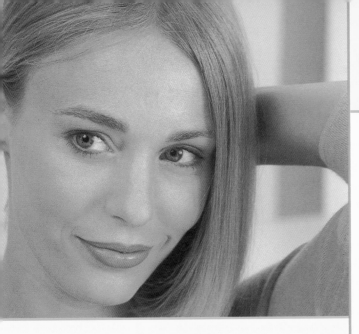

*¿Qué longitud me favorece? ¡Piense en todas las posibilidades y juegue con ellas!*

## VERSÁTIL: LA MEDIA MELENA

La media melena es multifuncional. Con ella, las zonas de la cara más difíciles se pueden equilibrar estupendamente. También es muy apropiada para una cara más bien seria que, con un ligero escalonado, parecerá más suave. En el caso de un cuello muy largo, debería prestar atención a no cortar demasiado el pelo: lo ideal es una longitud que se sitúe entre la barbilla y el hombro. Por lo demás, la media melena es una maravilla: si está para ser peinada -correctamente cortada- resiste muchas semanas y lo aguanta todo.

## ATREVIDO: EL PELO CORTO

Si lleva el pelo corto, le gusta su cara y se la enseña al resto del mundo. Pero cuidado: ¡no lo corte demasiado! Si el pelo es muy fino puede ser un problema, ya que lo parecerá aún más al no poder desarrollar ningún volumen. Si le aplica una determinada longitud a la capa superior del pelo, puede simular fácilmente más volumen.

## ¿Me dejo el pelo largo?

➤ Si desea dejarse crecer el pelo, sólo se pueden hacer correcciones en el corte, en ningún caso uno nuevo. Deje que su peluquero le haga una media melena en la que el cabello sea de una longitud adecuada, cortando sólo pelo de la nuca o de la parte anterior de la cabeza.

➤ Ajuste su cuidado capilar a la longitud del pelo: utilice emulsiones que, gracias a su riqueza en componentes nutritivos altamente concentrados, permiten alisar y proteger eficazmente las puntas estropeadas, facilitando el desenredado y el peinado del cabello, protegiéndolo.

➤ No deje crecer el pelo que ya está enfermo o poroso, pues no por ser más largo va a ser más bonito. En este caso, hemos de cortar el pelo hasta sanearlo, unos 2-3 cm. Sólo así resultará atractivo.

➤ Un buen remedio contra el cabello estropeado: tintes o reflejos de colores que embellecen el pelo y facilitan el cambio hacia un pelo más largo.

➤ No espere a que todo el mundo admire su pelo sólo cuando haya crecido. No todos los cabellos se convierten en una maravillosa melena. Quizás, la longitud actual de su pelo sea la ideal.

# El peinado, un factor clave de la imagen

¿Está contento con su peinado, pero desea un poco más de "chispa"? Entonces pruebe un ligero cambio, como hace María en esta historia. Su corto y atrevido *look* está bien, pero queremos algo más fresco.

## Confiado y atrevido

María es una mujer profesionalmente muy comprometida y creativa. Sabe lo que le sienta bien y se ubica claramente en el grupo de los sencillos. Su aspecto físico es muy importante. Es muy consciente de las modas, pero no se entusiasma inmediatamente por ninguna, y tampoco desea un cambio radical. Sin embargo, sí que quiere un corte actual, pues se interesa por la moda y la belleza. Pero además del cuidado capilar, también tiene que dedicarse a muchas otras cosas. El peinado ha de ser, por tanto, en primer lugar, muy práctico. Sobre todo, no quiere perder tiempo en arreglarse el pelo por las mañanas; el peinado no debe ser demasiado complicado.

Desde que se deshizo a los 20 años de su larga melena que había llevado desde su infancia, María está muy satisfecha con su pelo corto. Esta joven mujer apuesta conscientemente por su pelo corto y oscuro, y le queda muy bien, pues sus proporciones faciales y corporales son, en general, bastante equilibradas y armoniosas. Su peinado corto y atrevido realza su carácter.

La ventaja de María es que posee un pelo sano y extremadamente fuerte que ha de "mantener a raya". El cabello fuerte pronto se hace muy pesado cuando crece, lo que complica y alarga su arreglo.

## LA SITUACIÓN INICIAL

El peinado corto de María ha crecido, y es por tanto demasiado compacto. Necesita que le devuelvan la forma: hay que devolverle su carácter simpático y desenfadado. Al cortarlo, hay que tener en cuenta que las ondas naturales de su pelo dificultan ocasionalmente el peinado. Su bonito y oscuro color natural se ha aclarado un poco a causa del sol y el agua salada durante las vacaciones, dando lugar a un inexpresivo marrón. Por este motivo, María desea un refinamiento del color de su cabello que le aporte mayor brillo.

## ¿QUÉ ACONSEJA EL PROFESIONAL?

El peinado corto de María es ideal para subrayar su personalidad. En ese sentido, no debería modificar nada. Para hacer que su cabello fuerte y sus ondas naturales se puedan peinar con mayor facilidad, se recomienda escalonar el pelo e incorporar zonas más largas y revueltas alrededor de la cara. Los "escalones" se deberían recortar con regularidad. Las posibles variantes son muchas: a veces un poco más largos, a veces más cortos, en ocasiones más revueltos, en otras menos; todo esto se puede probar con el tiempo, haciendo que el peinado parezca durante mucho tiempo actual y siempre nuevo cada vez.

Para aportarle mayor brillo y frescura al pelo, se recomienda un tinte suave en marrón chocolate que crea una bonita expresión sin modificar el carácter del color natural.

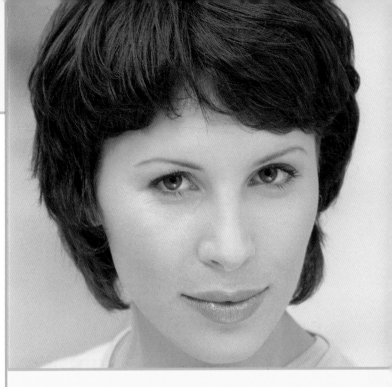

*La situación inicial: el peinado corto de María ha crecido. Es hora de darle un nuevo aire.*

## EL CORTE

Es muy importante escalonar todo el pelo para que ofrezca un aspecto más armonioso y no caiga de forma tan compacta y densa. Las puntas revueltas y las zonas teñidas crean un perfil suave y gracioso. Para abombar el pelo, se hacen pequeños "triángulos", por lo que aparecen puntas de diferente longitud que se entrelazan suavemente; son ideales para aligerar un cabello pesado y una buena base para un peinado corto. El flequillo se corta más bien corto para destacar los ojos expresivos de María. El cabello de la nuca se deja un poco más largo y revuelto, realzando así la bonita silueta del cuello.

El pelo sigue siendo lo suficientemente largo como para permitir diferentes variante a la hora de peinarlo: en ocasiones de forma atrevida hacia delante, elegantemente hacia atrás, otras veces pegado a la cabeza, y otras peinado con los dedos y mucho gel.

## EL COLOR

El contraste entre el pelo oscuro de María y su piel tan clara resulta muy especial. Para realzar este contraste se utiliza un tinte marrón chocolate y, tras dejarlo actuar 10 minutos, se lava. Para mantener el color, debería aplicarse una mascarilla para cabellos teñidos una vez a la semana, tras lavar el pelo. Los tintes sucesivos modifican el estado de la superficie de la fibra capilar y la dejan más sensible a las agresiones externas. De esta forma, se combina el cuidado capilar y el tinte.

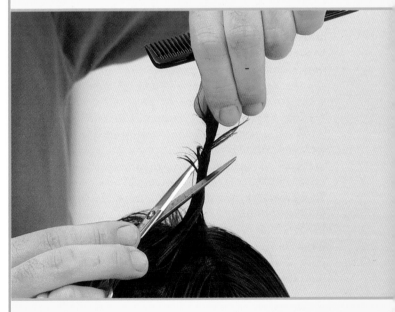

*El pelo se corta ligeramente escalonado hacia dentro. Las puntas se desfilan.*

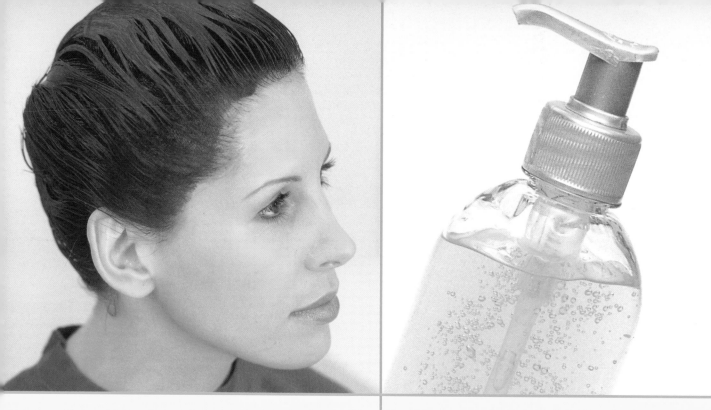

*Una suave coloración necesita 10 minutos para desarrollar por completo sus efectos.*

*Para un peinado sencillo, es suficiente con un poco de gel fijador para así mantener el pelo en su sitio.*

## EL PEINADO

10 minutos tienen que ser suficientes para el peinado diario. Una opción muy breve y además sencilla es un simple peinado con los dedos: una vez que el pelo se haya secado con el secador, aplíquele un poco de fijador sin quitarle su ondulación natural. Séquelo en la base con rápidos movimientos de los dedos, mientras lo agita un poco, y pase el secador de un lado a otro. A continuación, reparta un poco de cera con la punta de los dedos por todo el pelo: ¡ya está listo! Con este corte, el pelo puede estar tranquilamente un poco revuelto y no demasiado perfecto. Entonces, queda muy bien.

## ¿QUÉ OPINA LA CLIENTE?

María está en general muy satisfecha con el resultado (*véase* la foto de la derecha). El corte se ajusta bien de nuevo y hace posible un peinado rápido y perfecto. Lo que más le gusta es que su pelo ha recuperado su estupendo brillo natural.

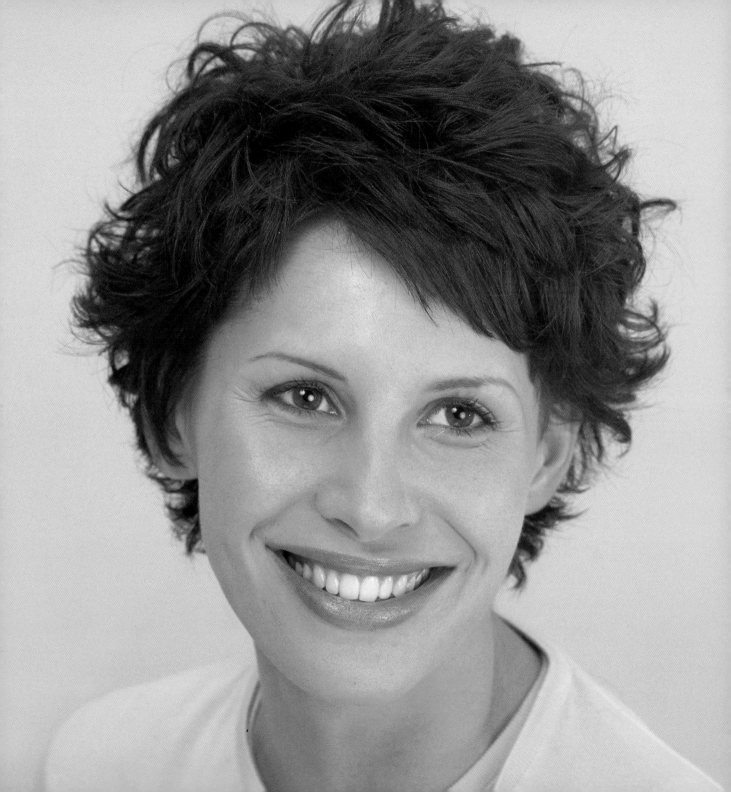

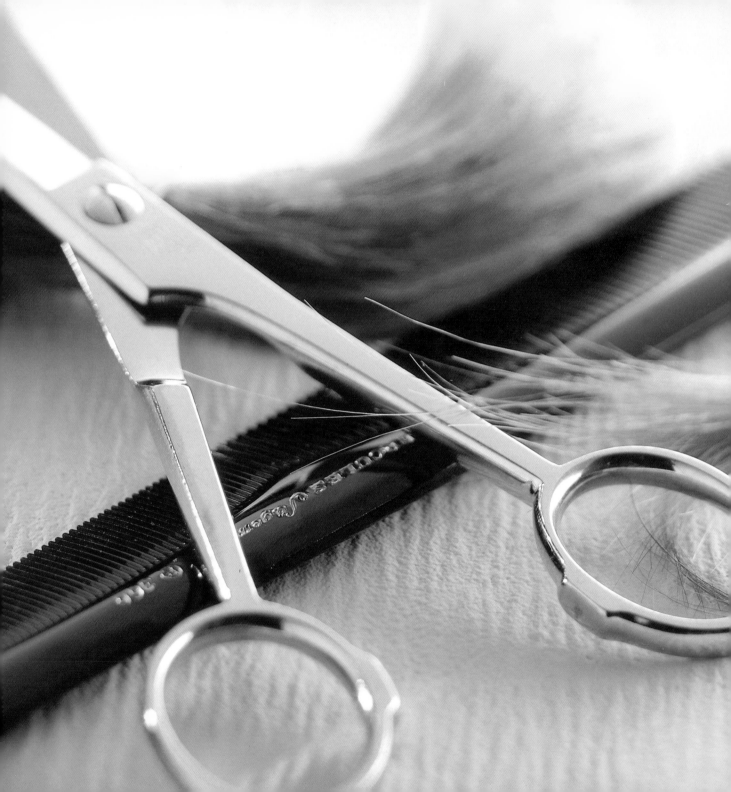

# LOS CAMBIOS
# SON DIVERTIDOS

Los cambios y las transformaciones pertenecen a la vida, y esto es bueno. ¿Pues qué podría ser **más emocionante** que el **desarrollo** y la propia **transformación**? Cuando le apetezca un nuevo look o un nuevo peinado: ¡ármese de valor para cambiar!

# Adiós a las frustraciones con el pelo

Casi todos hemos pasado alguna vez por eso... el pelo se seca muy mal y se rebela contra el peinado deseado, la permanente se riza demasiado, el pelo ha sufrido bajo los tintes. No se preocupe: aquí hay algunos consejos que le ayudarán a "entenderse" de nuevo con su cabello.

## ¿PROBLEMAS CON EL PEINADO? ¡NO, GRACIAS!

Por muy bueno que sea el corte de pelo, éste no nos agradará si su peinado nos da problemas. Transcurridas de seis a ocho semanas después de la visita a la peluquería, tiene que contar con que las proporciones del corte han cambiado. Lo nota en que cada vez invierte más tiempo en arreglarse: secar, peinar, cepillar, pero el pelo cae de forma diferente a la deseada. Un buen corte de pelo permite ser peinado sin problemas durante mucho tiempo, pero como máximo después de tres meses de cortarlo, va siendo hora de que se vayan arreglando las puntas.

## CUANDO LA PERMANENTE SE RIZA DEMASIADO

Si la permanente se ha rizado demasiado, puede que esto le sea de ayuda: aplíquese una mascarilla intensiva compuesta de germen de trigo o de aceite de semillas de maíz, y péinese el cabello húmedo. Recoja todo el pelo hacia atrás y hágase una trenza. Deje que la mascarilla actúe de 10 a 20 minutos, y luego aclárese el pelo con abundante agua. Con esta aplicación, que debe repetirse entre 2 y 3 veces, se alisan un poco los remolinos y además el cabello recibe un mayor cuidado.

## CUANDO EL TINTE DEJA ALGUNAS HUELLAS NO DESEADAS

Lo que se leía en el envase era bastante prometedor, pero el castaño nuez dorado se convirtió en su pelo en un rubio medio o en un rojo muy intenso. ¿Cómo pudo ocurrir esto? En las personas con pelo castaño, cualquier tinte tiene diferentes resultados que en las que son rubias. Por otro lado, también influye si el pelo ha recibido ya alguna aplicación o no. Adivinar los resultados cuando el cabello no ha sido previamente "manipulado" es más sencillo, pero déjese aconsejar por su peluquero que le indicará el color más apropiado.

En la mayoría de los casos, un tinte "accidentado" parece ser peor de lo que es. Por ejemplo, si una coloración naranja o dorada, o incluso rubia, no ha quedado lo suficientemente clara, puede utilizar un tono plateado como el que se utiliza para el pelo cano, que lo neutralizará un poco. Si se trata de tintes más suaves, basta con lavar varias veces el pelo. Pero en ese caso debería utilizar champús con un alto índice de hidratación, o con aditivos como el aloe vera o las proteínas. De lo contrario, su pelo sufrirá posiblemente con los lavados frecuentes.

Si se da el caso de que el tinte ha dejado alguna huella en la cara, es necesario reaccionar con rapidez: frote el tinte con acetona, o incluso con ceniza de cigarrillos, y elimine el tinte de la piel con agua caliente.

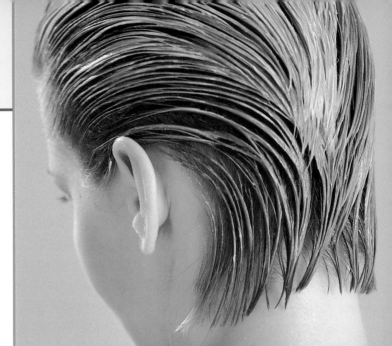

## LA CAÍDA DEL CABELLO

De los aproximadamente 100 000 pelos que tenemos en la cabeza, perdemos a diario entre 60 y 100. Eso entra dentro de lo normal y forma parte del cambio natural del cabello. Una raíz capilar produce a lo largo de su vida alrededor de 10-12 pelos, cada uno de los cuales suele tener una esperanza máxima de vida de 7 años. Unos masajes regulares en la cabeza con aceite esencial de árbol de té (en el caso de un cabello graso) y aceite de jojoba o germen de trigo (en el caso de un cabello seco y poroso) estimulan la circulación sanguínea del cuero cabelludo y cuidan de su salud.

Sin embargo, si comprueba que, de repente, pierde más pelo que de costumbre, puede buscar la causa quizás en alguna enfermedad o algunos trastornos hormonales. También las reacciones alérgicas del cuero cabelludo son un caso para el dermatólogo, y no son un mero problema cosmético. No dude en ir al médico, pues sólo un cabello sano es también bonito.

## CUANDO LA SALUD DEL PELO YA NO ES LA MISMA

Las diferentes coloraciones, el secado y el peinado diarios... todo eso puede dejar, con el tiempo, sus huellas en la estructura capilar. Si además le añadimos las manipulaciones manuales y químicas, comprenderemos que eso equivale a un gran estrés para el cabello, que va siendo cada vez más poroso y débil. Sin embargo, no deberíamos permitir que eso ocurra: con un cuidado predeterminado, mascarillas capilares y productos que contengan por ejemplo pantenol o aceite de jojoba, podremos contribuir decisivamente a la mejora de la estructura de nuestro cabello.

## Cuidados profesionales en casa

➤ Nunca aplique el champú directamente sobre el cabello, primero échelo en las manos. Añada un poco de agua para que le salga un poco de espuma y entonces repártalo por todo el cabello mojado.

➤ Una mascarilla reparadora intensiva puede hacer milagros: aplíquela sobre el pelo recién lavado. Reparta la mascarilla y peine el pelo para que ésta pueda penetrar en todas las direcciones. Enrolle entonces la cabeza en una toalla caliente y coloque papel de aluminio alrededor. Este "efecto-sauna" hace milagros; entre 10 y 20 minutos es lo ideal.

➤ Determinadas ampollas contienen potentes elementos y permanecen en el pelo hasta el siguiente lavado. Repártala por todo el cabello húmedo después de lavarlo.

CONSEJOS

# Buscado y encontrado:
## el peluquero adecuado

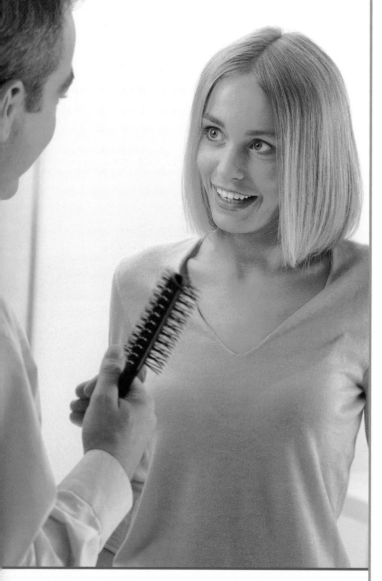

*¿Es agradable y competente? Durante una conversación informativa descubrirá si está en buenas manos o no.*

El peluquero es su aliado personal en cuestiones de belleza. El requisito es que sepa lo que usted considera importante.

## Antes de ir a la peluquería

¿Le apetece experimentar algo nuevo durante la lectura de este libro? Si ya tiene una idea de qué rumbo quiere que tomen los cambios, sólo le falta el peluquero adecuado. No siempre se puede fiar uno de los consejos de amigos o de las revistas. Lo que le guste a otra persona no tiene por qué ser bueno para usted. Y tampoco el hecho de conocer al peluquero garantiza que sea un buen profesional. Un buen peluquero de renombre necesita reciclarse continuamente, pues con unas técnicas anticuadas no es posible obtener buenos resultados en la actualidad.

### LA BÚSQUEDA DEL IDEAL

Cuando esté buscando al peluquero adecuado sí que debería esforzarse un poco. Antes de seguir cualquier consejo y de confiarle su nuevo *look* a una persona que no conoce de nada, investigue un poco. Pasee por su ciudad y observe algunas peluquerías. ¿Cuál de ellas le llama la atención? ¿Cree que se encontrará a gusto en ella?

Concédase tiempo, piénselo. Elija entonces las 3 peluquerías que más le hayan convencido y concierte una cita. Cualquier peluquero suele hacer una consulta gustosamente, y en la mayoría de los casos suele ser gratis. Consúltele y pregúntele

## Así reconocerá a un buen peluquero/a

➤ Un conocimiento técnico y unos ayudantes bien formados, siempre al día de los últimos avances técnicos, deberían darse por supuesto.

➤ ¿Es amable el equipo?

➤ ¿Es limpia la peluquería y existen unas condiciones de trabajo higiénicas?

➤ ¿Se toma tiempo para una conversación informativa y le presta atención? ¿Le escucha el peluquero y responde a sus ideas? ¿Le da consejos relacionados con el peinado y el cuidado del pelo en casa?

➤ ¿Es receptivo a las críticas o a las reclamaciones? Todos los peluqueros pueden cometer un error alguna vez: lo importante es que sepan manejar la situación.

➤ ¿Se siente bien en general? Constituye el indicio más importante para saber que está en el lugar idóneo. La visita a la peluquería ha de ser, en definitiva, algo que nos agrade, no que nos estrese.

acerca de ese nuevo corte de pelo que desea hacerse. ¿Le presta atención? ¿Le da buenos consejos? De esta forma comprobará pronto si hay "química".

## LA COMUNICACIÓN LO ES TODO

Su peluquero le arregla el pelo, por lo tanto influye en gran medida en su imagen. Descríbale sus deseos, cuéntele también sus experiencias negativas del pasado y describa las preferencias personales que corresponden más a su tipo. No dude en explicárselo con fotografías que haya visto en las revistas. Pregunte siempre cuando no entienda algo, eso les ahorrará malentendidos (*véase* la página 33).

## FIDELIDAD AL PELUQUERO ¿SÍ O NO?

Un cliente que vuelve año tras año a la peluquería y que sale siempre satisfecho de ella es el sueño de cualquier peluquero. Pero una relación que comenzó siendo muy prometedora, no ha de ser ideal para siempre. Si el equipo deja de atenderle como usted desea, no tenga escrúpulos en cambiar de peluquero. A menudo ayuda también una charla directa: si hay algo que echa de menos, hable de ello con su peluquero.

# Divertirse
## con el nuevo corte

### Reglas para modificar el corte de pelo

➤ Prepare el cambio con antelación y llévele fotos al peluquero.

➤ El peluquero depende de sus informaciones. Apunte en un papel las preguntas y las ideas que tenga en mente.

➤ Déjese inspirar por las revistas… pero no espere parecerse a uno de los modelos que vio en una de ellas. Los modelos representan una minoría elegida que, en pocos casos, supera los 25 años de edad.

➤ Piénselo bien antes de decidirse por un corte radical: ¿Ya no le gusta nada de su peinado? ¿O sólo desea una mejora en su corte actual?

➤ Planifique con tiempo un cambio de imagen. No vaya a la peluquería justo un día antes de una boda o de un evento importante. Piense también en el tiempo que necesita para "hacerse" con el peinado adecuado y elegido.

Un nuevo corte de pelo constituye siempre algo excitante. ¿Le sentará tan bien como se lo había imaginado?

## ¡Cuidado con las modas!

Las modas son las que configuran el contenido de las revistas dedicadas a este tema. Pero su propia cabeza puede convertirse en una trampa si piensa que su cabello se adapta a todo. Su peinado debe ser acorde con sus necesidades. Y éstas no cambian con tanta rapidez como lo hacen las modas…

### PASO A PASO

¿Quiere aproximarse, paso a paso, a un nuevo corte de pelo? Si posee un pelo liso que supera la altura de los hombros puede ir acortándolo a través de unos escalonamientos, primero alrededor de la cara y después paulatinamente en toda la cabeza. En el caso de que estuviera contento con la longitud de su pelo, pero aun así quisiera cambiar un poco, nada más fácil que eso: el arma secreta número 1 es el **color**. Unos toques de color pueden cambiar radicalmente su peinado. Unos pequeños y sencillos cambios, como por ejemplo en el **flequillo** (hay un sinfín de variedades), logran unos excelentes resultados. Tampoco se olvide de la nuca. Las **puntas** son polifuncionales: a veces peinadas hacia dentro, a veces graciosamente hacia fuera; de esta forma el peinado adquiere un carácter totalmente diferente con un simple giro de la muñeca. También el **peinado** es decisivo. Si está acostumbrado a llevar su pelo

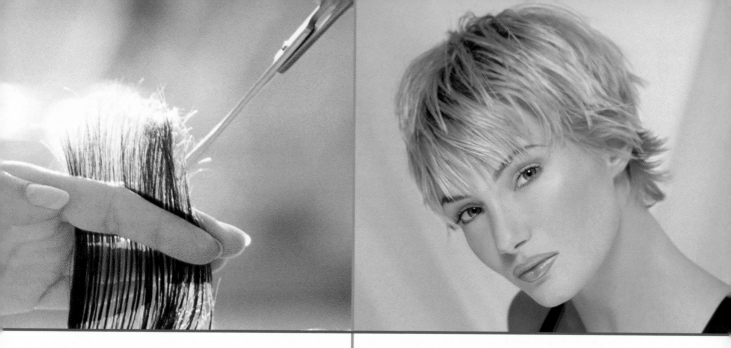

No sólo un peinado nuevo llama la atención, también ocurre cuando se cortan las puntas: hay una renovación.

¿Le apetecen algunos cambios? Un color diferente, unas puntas revueltas y un flequillo nos darán un aire nuevo.

siempre liso y brillante, puede sorprenderle un cambio con unos rizos abultados y mucho volumen.

## ¡CUIDADO CON LOS TÉRMINOS DE PELUQUERÍA!

Sucede una y otra vez: los clientes le cuentan a su peluquero sus deseos, pero al final no están satisfechos con el resultado. A veces esto ocurre porque el peluquero entiende los términos y las descripciones de manera completamente diferente. Para evitar en un futuro posibles malentendidos, veamos las diferentes definiciones:

➤ **Corte recto**: el pelo se corta en línea recta en las puntas. Esta técnica es utilizada, por ejemplo, en un corte en el que se quiere igualar el pelo a una misma altura.

➤ Lo contrario sería un **corte irregular**: las puntas del pelo se cortan irregularmente y se despuntan para que se entremezclen y caigan mejor.

➤ Se habla del **pelo con cortes escalonados** cuando el pelo está cortado de forma ligeramente escalonada sólo en determinadas zonas, como por ejemplo en la nuca (para así tener más sujeción).

➤ El **pelo escalonado**: tiene cortes escalonados por toda la cabeza.

➤ La forma más escalonada es el **corte decapado**, una técnica que permite que el pelo tenga menos volumen.

➤ También hay muchas equivocaciones en lo que a la **forma de la cabeza** se refiere, porque cada uno se puede referir a partes diferentes de la cabeza:

La **parte frontal** de la cabeza se refiere a la parte frontal del cabello que rodea la frente.

El **vértice** de la cabeza es la parte más alta de la cabeza.

La **parte posterior** de la cabeza nombra el lugar en el que la cabeza se hunde un poco hasta llegar al hueso occipital. A continuación viene la **nuca**.

# Colores:
# ¡atrévase a cambiar!

El deseo de cambiar el color del cabello no es ningún fenómeno de nuestros tiempos. Ya los romanos intentaban imitar el rubio de los germanos, dejándose tejer hilos de oro en el pelo. Sin embargo, hoy podemos elegir entre una gama casi incontrolable de tonalidades.

## Lo importante es la tonalidad

Usted puede teñir su pelo de muchos colores, más de los que se imagina. ¿Parece increíble? Usted puede llevar el rojo, el rubio, el negro o el castaño. ¡Embárquese en la aventura del color! Eso sí, infórmese detalladamente sobre la gama de colores que le sientan bien a su tonalidad del pelo.

### GAMAS DE COLORES

Dos gamas de colores diferentes deciden qué tonalidades son para usted las correctas: la gama fría abarca todos los colores desde el rubio blanco y el rubio ceniza, pasando por el rojo fuego y el castaño frío, hasta llegar a un berenjena de tonos violetas y el negro. La gama de colores caliente o "viva" abarca, por ejemplo, desde el rubio oro, el rubio trigo y el cobre claro hasta llegar al castaño chocolate y al nuez. Cada gama contiene todas las tonalidades que van desde el más claro hasta el más oscuro.

### EL MITO DEL RUBIO

El rubio está de moda. Siempre suele estar de moda el rubio de una Marilyn Monroe o el de una Pamella Anderson. Pero también es un clásico. Si se decide por el rubio, puede que prefiera una imagen optimista y amable. La gama del rubio abarca innumerables tonalidades: desde el rubio natural, rubio oscuro cobrizo, rubio muy claro nacarado, rubio oscuro caoba... existen un sinfín de variedades. Sí que conviene tener cuidado en el caso de que tuviera el pelo castaño y quisiera teñírselo de rubio. En ese caso, es muy importante combinar el maquillaje y el peinado. Cuanto más oscuras sean por ejemplo las cejas con respecto al pelo, menos natural parecerá el rubio. Incluso en el caso de haber "conseguido" un rubio con éxito, conviene prestar atención: lo que comienza con un par de mechas puede ser demasiado con el tiempo. Tenga cuidado cuando se dé reflejos rubios, e intente no teñir todo el cabello, sino sólo las zonas correspondientes al nacimiento y a la parte superior de la cabeza. Utilice tonos rubios más oscuros en la parte de la nuca y más claros en la parte superior de la cabeza... como si fuera natural.

### EL MORENO ATEMPORAL

Un pelo moreno es natural, sencillo y apuesta por una imagen inteligente y comedida en lugar de una que llame la atención. Un tono que oscile entre el rubio y el castaño hace posible un sinfín de variantes. Es increíblemente afín a absolutamente todas las tonalidades de su propia gama de colores, no importa si es la fría o la caliente. Si su color de pelo es el castaño oscuro, ¿qué tonalidad le gustaría más?: ¿el rubio, el rojo, el castaño? Realce este tono a través de mechas de diferentes colores. Un tono cobrizo puede resultar estupendo en un pelo castaño oscuro. ¡Cuidado con las mechas más oscuras! Pueden parecer rápidamente artificiales, porque se mantienen de forma plástica sobre el pelo.

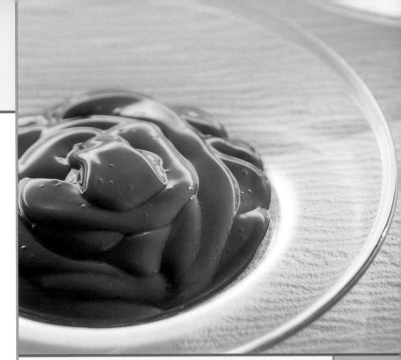

Resulta mejor teñir en un tono más oscuro todo el pelo y acentuarlo con algunos reflejos más claros.

### UN CASTAÑO LLENO DE TEMPERAMENTO

Este color permite miles de variantes. Si desea enmarcar su personalidad, elija una tonalidad más oscura que la inicial. Un intenso castaño chocolate realza el color inicial. Lo más importante a tener en cuenta con los tonos oscuros es una buena piel y un maquillaje perfecto, pues el cabello oscuro que enmarca el pelo desvía la atención hacia pequeñas imperfecciones, sobre todo si tiene un tono de piel más bien pálido. Tenga cuidado si quiere que su pelo sea más claro: el cabello no debería llevar mechas más claras sin más, pues parecería demasiado artificial. La siguiente técnica procedente de EE UU se ha convertido en el secreto de muchas estrellas de Hollywood: se colorea el pelo entre 1-2 tonos más claros. A continuación, unas mechas más claras nos proporcionarán unos reflejos más vivos. El efecto es tan espectacular como natural.

### ¡AL ROJO VIVO!

¡El color de los valientes! Con él seguro que llamará la atención y avivará también su melena cuando sólo desee algunos efectos rojizos muy discretos. Un rojo cobrizo más claro es ligero y natural. Un rojo intenso es lo más extremo, y además necesita un maquillaje y peinado consecuentes. Un tono berenjena o rojo violeta se recomienda sólo como un ligero reflejo sobre un pelo oscuro, pues parece artificial. Atención: el rojo exige mucho cuidado. Como los tonos rojizos se van como ningún otro, cuidarlos regularmente con champús especiales y acondicionadores se convierte en una obligación (ya desde el primer lavado).

## Trucos para un pelo más brillante

➤ Con el nuevo color de pelo ocurre como con un jersey nuevo: cada lavado disuelve un poco el color. Por tanto, utilice con regularidad champús que cuiden del tinte (*véase* también la página 40), pues algunos colorantes se deterioran más rápido que otros, lo que provoca un deterioro y una alteración progresiva del color.

➤ Para avivar el color, utilice champús colorantes suaves sin amoníaco, con aceites esenciales sin efecto raíz, que desaparecen en 6 semanas, devolviéndole vida y brillo a su pelo.

➤ Utilice regularmente mascarillas con filtros protectores pues reparan y fortalecen el cabello teñido, a veces sensible, seco y dañado.

**CONSEJOS**

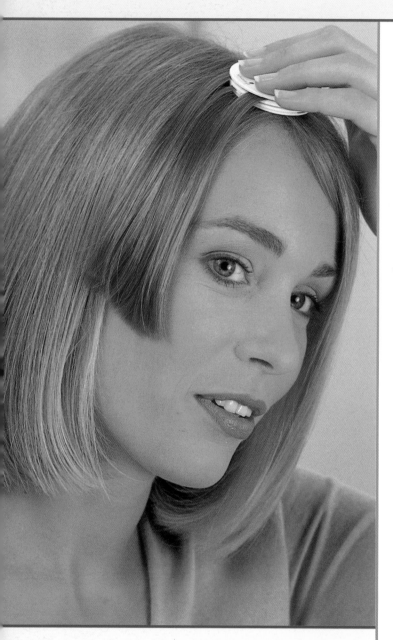

*¿Le sienta bien el color elegido? Realice primero una prueba con mechas artificiales.*

# La aventura del color

El hecho de modificar sustancialmente el color de su pelo constituye una experiencia fascinante. Un cambio de color puede adjudicarle a su personalidad un aura, una imagen totalmente diferente. No hay que olvidarse de que, hoy en día, las fórmulas químicas de los productos son tan sanas como nunca antes lo habían sido y garantizan unos resultados duraderos.

## ¡ADIVINE SU "CÓDIGO DE COLOR" PERSONAL!

Así descubrirá qué color le queda bien: coloque las mechas artificiales de muestra (que encontrará en la peluquería) junto a la sien y sin maquillar. Observará si el color elegido le va bien a su tono de piel. También puede ponerse en casa delante del espejo una tira de papel de aluminio dorado y otra de papel de plata delante de la cara para descubrir la gama de colores que se ajusta mejor a las características de su cutis. ¿Cuál de las dos armoniza mejor con su tono de piel? En el caso de que sea la tira plateada, está claro que su tipo se ajusta a la gama "fría", y deberá elegir un color de pelo "frío". La tira de papel dorada indica un tono de piel cálido, que a su vez debería verse reflejado en tonos de pelo más vivos. Su tono de piel es el que decide: ¿tiene una piel clara, de color marfil? Entonces puede llevar perfectamente colores claros y gélidos, por ejemplo un rubio claro o un negro profundo. También en el caso de una piel rosada debería elegir tonos neutrales y fríos, por ejemplo un rubio ceniza o un castaño. Los tonos de piel amarillentos o de color aceitunado casan muy bien con los colores de pelo cálidos. Y como estos tipos de piel por naturaleza casi siempre disponen de un pelo más oscuro, resultan muy bonitos los tonos oscuros.

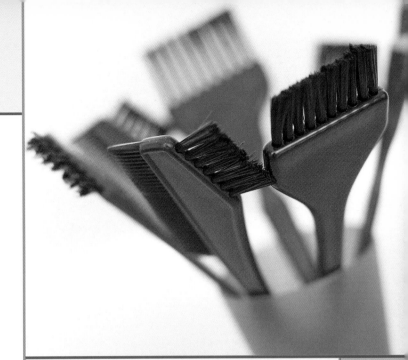

## ¿UN EFECTO DE COLOR O UN COLOR?

Antes de que se lance a la aventura del color, debería reconocer las diferencias esenciales entre los tintes, las coloraciones y los matices de color. El tinte es la forma más fuerte y más intensa para cambiar de color, trabaja con concentraciones relativamente altas de oxidación, transmitiéndole un color duradero al pelo. La coloración constituye el siguiente escalafón más bajo pero, al igual que el tinte, incorpora pigmentos en el pelo a través de la química. Por el contrario, los baños de color almacenan los pigmentos de color sólo en la parte externa del cabello. El color se va desgastando poco a poco, desapareciendo después de 6-8 lavados.

### COLORES CLAROS

Las coloraciones incorporan colores claros que modifican el color de todo el pelo.

### EFECTOS DE COLOR

Los efectos de color constituyen una combinación de tinte con mechas, o mechas con coloración. Permite más variantes y resulta más vivo y natural. Los efectos de color se estructuran de forma individual. Son ideales para introducirse en el mundo de los tintes o para refrescar el color natural del pelo.

## PARA INDECISOS

Si aún no sabe exactamente si un tinte permanente es lo correcto para usted, realice un pequeño test de color. El peluquero lo que hace es teñir mechas sueltas por debajo de la capa superior del cabello en el color elegido. De esta forma, podrá comprobar el color deseado en su propio pelo.

## Teñirse en casa

➤ No realice ningún cambio de color demasiado espectacular si se va a teñir en casa. Puede que las cosas le salgan mal.

➤ Es mejor que el peluquero le mezcle los colores.

➤ Lea tranquilamente las instrucciones, incluso 2 veces. Prepare y coloque todos los utensilios.

➤ Eche vaselina en el nacimiento de todo su pelo; de esta forma evitará que el color penetre en la piel.

➤ Aplique el color por mechones.

➤ Tras la aplicación, mezcle lentamente el color con agua y aclárelo del todo.

➤ Atención: hasta 48 horas después del tratamiento hay que evitar el agua salada o con cloro.

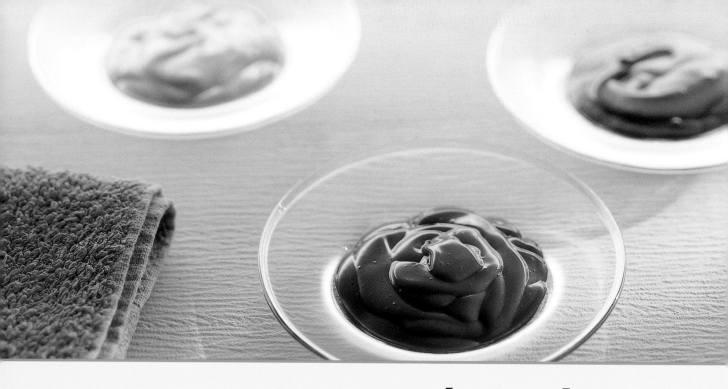

La técnica c

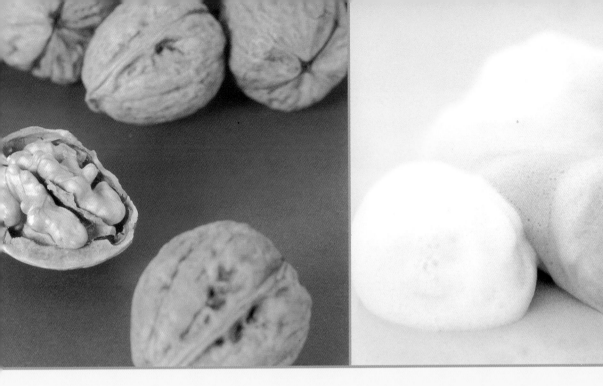

# los colores

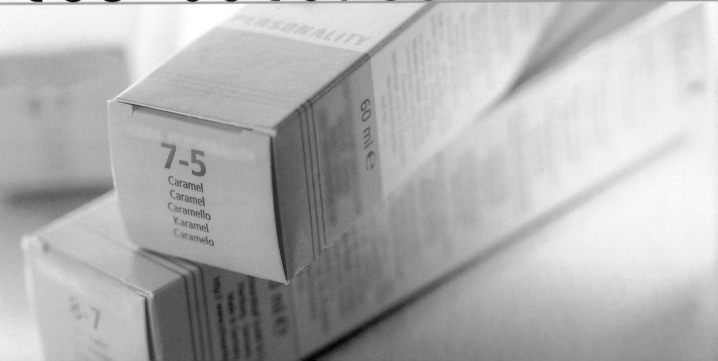

7-5
Caramel
Caramel
Caramello
Karamel
Caramelo

60 ml℮

8-7

## Champús colorantes para el pelo

Estos champús, existentes en todas las tonalidades, son muy suaves; con cada lavado se introducen en el cabello los pigmentos de color. En el caso de un cabello teñido, este tipo de champús es muy importante para mantener el brillo del color, sin "efecto-raíz". Pero también es muy bueno para aquellas personas que no quieran teñirse o una coloración, pues realzan el color natural del pelo, devolviéndole vida y brillo.

# La técnica c

## Decoloración

La decoloración es la forma más agresiva para aclarar el cabello. También es capaz de aclarar los pigmentos artificiales almacenados previamente a través de otras coloraciones, realizando de esta forma mechas en el pelo teñido sobre una base decolorada. Una decoloración también se utiliza en el caso de que se quiera poner rubio un cabello oscuro. Los decolorantes, al trabajar con agua oxigenada, atacan ligeramente al cabello; por ello, el cuidado del cabello se convierte en una obligación. Las decoloraciones deberían ser realizadas sólo por un profesional.

## Tintes químicos

Estos tintes se forman a partir de dos componentes, una crema de color y un medio oxidante que es el agua oxigenada. Los pigmentos artificiales del tinte químico permiten cubrir las canas y, al contrario que en el caso de los tintes vegetales, una aclaración, además de teñir el pelo de forma uniforme. Si queremos aclarar el cabello más de 4 tonos, entonces es necesaria una decoloración. Según la intensidad del color del pelo, es lavable (tinte suave) o crece con el pelo (coloración, tinte).

## Tintes vegetales

Estos colores se basan en **extractos naturales** procedentes de la nuez, la henna o la manzanilla e incorporan una base de ácidos tánicos. Son productos sin oxidación que consiguen no tanto cambiar el color como acentuar el brillo del cabello y aportar algún ligero reflejo de color. Los tintes vegetales **no** deberían utilizarse con **demasiada frecuencia**, sólo 1 vez al mes, pues sino el pelo se endurece demasiado. La primera aplicación de un tinte vegetal es **lavable**; pero cuanto más se utilice, más resistente va a ser el resultado, y finalmente puede llegar a ser como una coloración química.

## El baño de color

El baño de color es una **forma más suave** dentro de las variantes químicas, **carece de agua oxigenada** y, por tanto, se aplica directamente en el pelo. Como los pigmentos del baño sólo se almacenan sobre una base **fisioquímica** sin penetrar en el cabello (como lo hace durante la coloración), el color desaparece de nuevo después de **6-8 lavados**. Los baños de color, también llamados "tintes suaves", son apropiados para aplicaciones que no necesitan ser muy duraderas o para darle un **ligero brillo** al pelo.

# los colores

## Datos numéricos

Los códigos numéricos que aparecen en los envases de los tintes nos dan la información sobre **la intensidad y la tonalidad** del color (por ejemplo, un 6.54 es un rubio oscuro caoba cobrizo). Estos datos son utilizados por los fabricantes de forma **diferente**, ya que algunos trabajan con gamas de color y ofertan hasta 23 colores diferentes. Entonces, preste atención cuando cambie de marca: el color puede resultar ser **completamente diferente**, aun cuando aparezca el mismo número o nombre en el envase.

# ¡Necesito un cambio!

¿De vez en cuando le gusta probar algo diferente? Entonces dé rienda suelta a su creatividad, como Laura, que ha descubierto una nueva cara en el espejo gracias a un cambio en el corte y el color.

## Algo nuevo de vez en cuando

Laura ha probado los cortes y peinados más variados con el pelo largo y medio largo: un pelo extremadamente corto, un rojo tomate que llamaba la atención, peinados que oscilaban entre lo radical y lo serio. Le divierte cambiar con frecuencia su apariencia exterior; como estudiante que es, una imagen inconfundible no es tan importante para ella en este momento. "Para eso tendré tiempo, ahora quiero probarlo todo", dice confiada. Laura pertenece claramente al tipo "valiente".

Su fantasía se ve un poco coartada por su pelo fino y lacio, por lo que una melena queda descartada. En todos sus diferentes peinados tiene que respetar su pelo fino. Un corte de pelo que apueste demasiado por los escalonados también queda descartado, pues le roba al pelo su volumen natural. Su pelo fino también le da a menudo problemas, incluso al peinarse: muchos peinados que quiso probar fracasaron a causa de la estructura de su cabello.

### LA SITUACIÓN INICIAL

El peinado corto de Laura ha crecido hasta llegar casi a una media melena. Casi siempre lleva el pelo peinado hacia atrás, porque le parece lo más sencillo. Sin embargo, de esa forma ape-

nas se notan bien los detalles del corte ni la calidad del pelo. Ahora, Laura quiere otra vez algo nuevo: algo atrevido, en ningún caso algo "cotidiano", pero que sea fácil de peinar: así deberán ser el corte y el color.

### ¿QUÉ ACONSEJA EL PROFESIONAL?

Laura posee una cara muy bonita y muy bien proporcionada: en este caso son posibles casi todos los cortes. Sin embargo, no debería cortarlo demasiado por su pelo tan fino, pues reduce aún más las posibilidades de peinado que tanto aprecia Laura. Su cabello fino necesita un peinado que realce su volumen natural ya existente. Lo importante es una buena base de corte que Laura pueda variar a su gusto. Un corte un poco más largo, más variable, seguro que le favorece más. Algún color creativo también puede realzar aún más su cabello.

### EL CORTE

En el caso de Laura nos hemos decidido por un corte de pelo un poco más largo, en el que la parte superior desemboca en un flequillo casi demasiado largo. Los lados se cortan haciendo un decapado; esto significa que determinados mechones se estiran de forma irregular con el peine, y se cortan con las tijeras desde la mitad de la melena hasta las puntas para provocar un suave

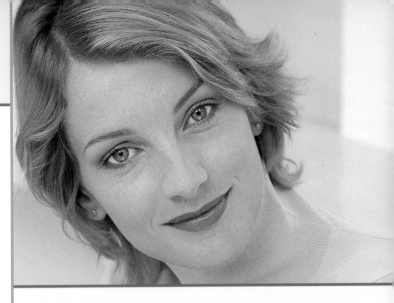

*La situación inicial: el pelo corto de Laura ha crecido hasta formar casi una media melena.*

desnivel en el pelo. Estos cortes laterales de pelo irregularmente largos son ideales para un *look* más voluminoso, que Laura puede arreglar con los dedos sencilla y rápidamente en casa. El pelo de la nuca y de la parte posterior de la cabeza, se corta de tal manera que se ajusta perfectamente a la forma de la cabeza, y en general es más corto y además va escalonado.

## EL COLOR

El rubio natural y bonito de Laura se realza con unos toques de color, así el peinado en conjunto resulta más "claro". El tono natural se ve reforzado a través de un decolorante que se aplica solamente en las puntas. Unas mechas normales la harían parecer demasiado clásica. Unos tintes sofisticados y modernos son más apropiados para una mujer atenta a la moda como es Laura. Con la decoloración, parcial e inofensiva, se aclara el pelo ya en 2 tonos tras 10 minutos. La técnica de hacer parecer las raíces más oscuras se encarga de que, ópticamente, haya más volumen. El decolorante es aplicado ahí donde el color realza la estructura del corte de pelo. En dirección a la nuca y a los lados se sitúan unos tonos más ligeros y suaves. Surte un efecto natural y, al mismo tiempo, moderno.

## EL PEINADO

El corte de pelo de Laura permite una gran cantidad de peinados diferentes para "salir a escena": el pelo revuelto, engominado o un pelo natural que cae plácidamente hacia abajo... todo es posible. Para darle más volumen al pelo, es importante saber secarlo después de lavarlo. Con movi-

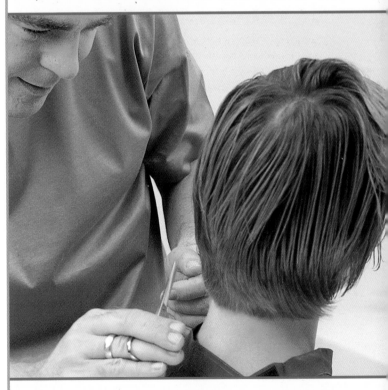

*El corte de pelo de la nuca y de la parte posterior de la cabeza realza su forma. La parte superior del cabello se mantiene más larga.*

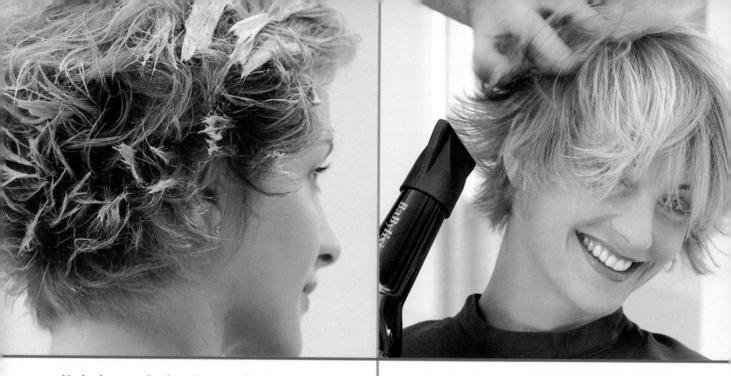

*Un decolorante aplicado sutilmente en las puntas aclara el rubio natural de Laura y le aporta un mayor volumen.*

*Un buen secado con movimientos circulares realizados con los dedos le dan al pelo una mayor fijación en su base.*

mientos circulares en la base se crea una mayor sujeción. El peinado parece más natural y bien estructurado si aplicamos en las puntas un poco de cera, y continúa secándolo mientras tanto. Esto le dará mejor sujeción y mayor volumen.

## EL CUIDADO

El cuidado correcto es especialmente importante en un pelo fino. Desgraciadamente, Laura ha evitado hasta ahora los productos de cuidado capilar y las mascarillas casi por completo, y eso hace que su pelo se peine peor y con mayor dificultad. En su caso, es importante que utilice con regularidad una mascarilla para un mayor volumen, y que aclare después el pelo con poco champú para que así permanezcan sólo los elementos integrantes de

cuidado encargados del brillo y de la hidratación, pero en ningún caso las partículas que oprimen el pelo.

## ¿QUÉ OPINA LA CLIENTE?

A Laura le gusta el nuevo corte (*véase* la foto de la derecha), pues su pelo parece ahora más voluminoso y fuerte. Sobre todo, le gusta la variante más revuelta, que puede imitar sin mucho esfuerzo en su propia casa. Pero puede ocurrir, y es muy probable, que dentro de medio año le apetezca otra vez algo nuevo...

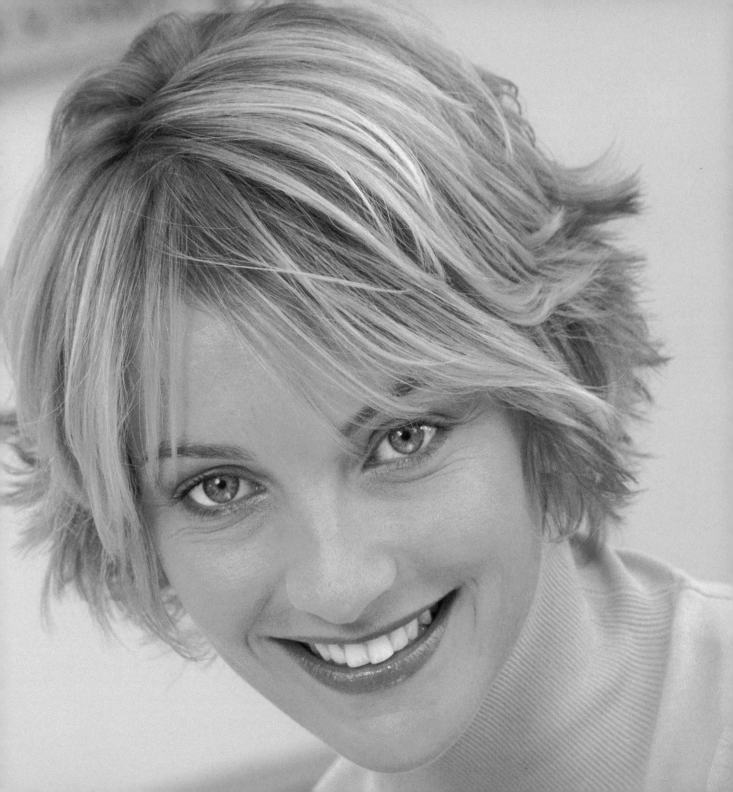

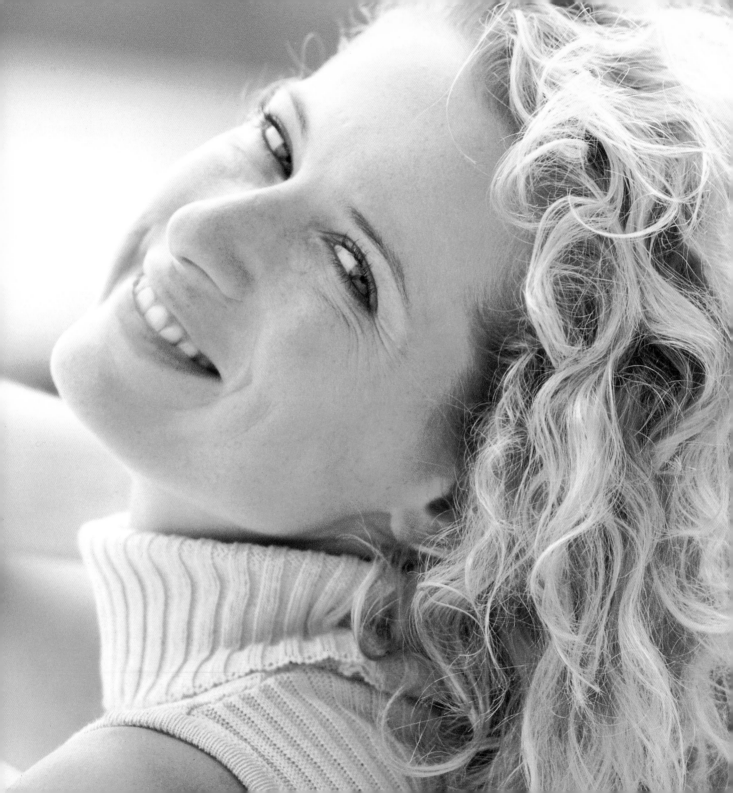

# UN PELO REJUVENECEDOR

Es realmente cierto: para disimular algunos años no hay nada mejor que un corte con los ingredientes rejuvenecedores apropiados. Con los trucos para peinarse y teñirse correctamente en poco tiempo parecerá tan joven como se sienta. ¡Al fin y al cabo... la belleza no es cuestión de edad!

# 30, 40, 50: ¡siempre puede ser más joven!

Los actores, famosos, políticos y cantantes que ya han superado hace tiempo los 30 años y que llevan una vida pública competente y llena de actividades nos lo están demostrando: el atractivo no es cuestión de edad, sino más bien una cuestión de confianza y de la filosofía con la que vemos la vida.

## Momentos mágicos

Para muchas personas supone un día memorable: el 30º cumpleaños. En mis salones veo cada vez más a clientes que vienen un día antes de su cumpleaños para pedirme algo radicalmente nuevo. Para muchos, este día significa la despedida de la juventud... ¡un craso error! Quizás se encuentre ahora ante el comienzo de una nueva etapa en su vida. Con 40 ó 50 ocurre lo mismo. ¡Pero sea honesto! ¿Quiere tener de nuevo 20 años? Si es así, reflexione por un momento: ¿Qué es lo que desea de esos tiempos? ¿El ímpetu, las ganas de algo nuevo, la sana y fresca imagen? Todo eso lo puede mantener durante toda la vida. Como "extras" necesita sólo la ropa que esté de moda y un peinado apropiado.

### ¡APROVECHE SUS RECURSOS DE BELLEZA!

En cada edad disponemos de unos recursos de belleza especiales. Sólo tenemos que aprender a descubrirlos. Con 20 años, es posible que quisiera mostrar su larga melena, hoy en día quizás prefiera realzar lo mejor de su rostro a través de un nuevo peinado. Las arrugas que se han formado alrededor de su boca con el paso de los años demuestran que es una persona activa y llena de vida. Quizás ahora tiene la sensación de poseer un mayor encanto que hace unos años. Seguramente sea así, pues no en vano ha acumulado con los años una gran cantidad de experiencias y se ha conocido mucho mejor a sí mismo.

Por supuesto, se necesita motivación. Comience por reconocer su cuerpo. En lugar de fijarse en las proporciones de su cuerpo, debería tomar conciencia de él. ¡Descubra sus virtudes y deje de añorar sus años adolescentes!

### ETERNAMENTE JOVEN

¡La palabra mágica es movimiento! ¡Adiós a las soluciones estáticas! Todo lo que ponga en movimiento al cabello, es decir, el corte y el color, nos hace parecer realmente más jóvenes. Los elementos fundamentales de este rejuvenecimiento son (aparte de un color intenso, brillante y, en lo posible, natural) los detalles del corte, que rodean suavemente las facciones de la cara.

Todo lo suave, escalonado y móvil es capaz de rejuvenecernos, frente a las facciones duras y serias. Piense en el cabello de los niños: unos rizos suaves, un pelo que cae hacia abajo, un color vivo que brilla al sol... estamos en el camino correcto. Por supuesto, existen detalles concretos para cada corte, pero en general hay que tener en cuenta que debe incorporar siempre nuevas tendencias a su peinado e intente que el corte sea armonioso. Un cabello que se mueve, que brilla y que lo soporta todo

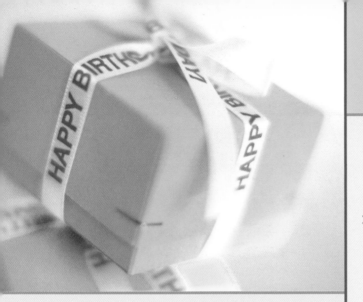

*Los cumpleaños no han de ser un motivo para entristecernos: en función de la edad, disponemos de muchos recursos.*

es mucho más vivo que un "casco". Un flequillo decapado que tapa las facciones de la cara puede resultar más natural y parece todos los días un poco diferente. Un corte de pelo más corto realza, con una nuca larga, la belleza de su pelo.

Los decapados, los cortes escalonados, los flequillos asimétricos, los cortes diagonales en lugar del equilibrio simétrico, el dinamismo (por ejemplo en el flequillo, que puede peinarse hacia delante o hacia atrás)... todo eso son excelentes recursos para rejuvenecer a cualquiera, que se pueden utilizar en función del corte de pelo y las preferencias personales. El peinado debería complementarse con un toque colorista: elija un vivo color de fondo, cubierto por mechas, sin que el color del pelo sea, en general, demasiado oscuro.

## Cinco pasos hacia el cambio

➤ **Paso 1:** compruebe honestamente en qué "momento vital" se encuentra. Cualquier cambio comienza, casi siempre, con el hecho de que ya no nos encontramos bien, estamos deseando una renovación. No se resista más y compruebe su estado de belleza actual. ¿Qué le falta para sentirse completamente bien?

➤ **Paso 2:** reflexione: ¿Cuánto hace que lleva este peinado? ¿Le vendría bien un ligero cambio?

➤ **Paso 3:** ¿Qué es lo que le asusta del cambio? Enumere todos los factores que le puedan hacer dudar: ¿Qué dirán los demás si cambio demasiado? ¿Qué pasará si no me gusta mi nuevo *look*? Enumere todos sus miedos y temores. Esto le ayudará a no tomarse tan en serio a sí mismo y a liberar su cabeza para que puedan entrar nuevas ideas.

➤ **Paso 4:** imagínese ahora qué aspecto tendrá con un corte de pelo nuevo (y ropa nueva). ¿No lleva soñando ya desde hace demasiado tiempo con cambiar su peinado atrevido, que siempre es el mismo, y convertirlo en otro con un suave y ágil flequillo? ¡Visualice sus sueños!

➤ **Paso 5:** ¡ya estamos listos! Ultime una cita con su peluquero y póngase de acuerdo con él sobre cómo ha de ser su nuevo peinado ideal.

## ¡Intente ser más flexible!

➤ ¡Convierta la predisposición para los cambios en su lema! No se aferre a su peinado de hace 10 años. El valor de querer intentar algo nuevo también le ayudará en otros aspectos de su vida.

➤ Siga con atención las últimas tendencias, pero sin incorporar sin más la primera que aparezca. Piense qué le hace sentirse bien y qué encuentra atractivo en primavera, verano, otoño e invierno. ¿Qué colores son los que le gustan ahora y cuáles no?

➤ Imagínese a un amigo, a una vecina o a un colega con un peinado completamente diferente. Resulta más sencillo que verse de pronto a sí mismo totalmente diferente, incluso le puede dar ideas nuevas.

➤ Lleve a cabo, de vez en cuando, pequeños cambios paso a paso. El corte, el color y el peinado se pueden variar estupendamente por separado.

➤ Pruebe siempre que pueda algo nuevo, de lo contrario aparecerán hábitos de los que le resultará difícil deshacerse.

# La chispa: las ganas de vivir

Con un nuevo peinado comprobará que el que se sienta joven o mayor es cuestión del punto de vista personal. Los genes, por supuesto, desempeñan un papel importante, pero la alimentación, un ejercicio regular y, sobre todo, la decisión de permanecer "en forma" por dentro y por fuera pueden hacer mucho más que cualquier crema milagrosa (por muy cara que sea).

Puede que sea muy feliz con su peinado. Puede que le divierta el lujo, que pertenezca a los valientes, que ame lo sencillo o que se comporte de forma prudente. Pero para cualquier tipo de los que hemos presentado entre las páginas 14 y 17 existen unos trucos especiales que son muy divertidos y que nos dan ese toque de sutileza y aportan nuevas ideas para su pelo.

Si pertenece al **tipo lujoso**, forma parte de su ritual diario el invertir tiempo en el peinado y el utilizar sólo los mejores productos de belleza. ¡Pero atención! Podría correr el riesgo de confiar demasiado en lo ya conocido. Trucos y nuevas ideas: para una noche en la que va a salir a lo grande o simplemente quiera sorprender a su pareja, busque en su salón de belleza a alguien que no le haya peinado nunca antes, e intente, por una vez, un peinado totalmente nuevo, sólo para una noche. ¡Disfrute del placer de cambiar sin correr ningún riesgo!

Para el **tipo sencillo**, el peinado sólo es una cuestión de minutos. Después, tiene cosas más importantes que hacer. A pesar de ello, debería indagar precisamente en ese aspecto, en si realmente le apetece algo nuevo. Compre revistas de moda y observe las fotos: ¿Qué tipo de personalidad se esconde detrás de usted? Investigue un poco y descubra su potencial de belleza oculto. Si tiene tiempo, experimente también con el maquillaje y utilice nuevos colores... ¿Descubrirá una faceta totalmente nueva de sí mismo?

El **tipo valiente**, al que le gustan las últimas tendencias, puede hacerse con nuevas ideas mirando un poco hacia dentro. Como está tan pendiente de la moda y de las últimas tendencias, está acostumbrado a mirar siempre hacia delante. ¿Qué le parece si mira de vez en cuando hacia atrás? Durante la "caza" de las últimas tendencias puede resultar bastante relajante, y al mismo tiempo intrigante, dejarse influir por las antiguas modas que aparecen en las fotos o en las películas históricas. ¿Puede que descubra el gusto por el *look* de los felices años 20? Una excursión al pasado resulta muy divertida y le puede dar nuevas ideas. ¡Descubra su propio estilo!

El **tipo prudente** no se atreve a experimentar demasiados cambios, y menos si son cosas nuevas. Los cambios los lleva a cabo muy lentamente. Posiblemente le divierta probar alguna vez las extensiones de pelo artificiales. Busque entre sus cosas o pregunte entre sus amigos, seguro que existe alguien que tiene pelucas o también sombreros. Pruebe tranquilamente, junto a un/a amigo/a, todo lo que tiene delante del espejo. Algunas ideas, si de todos modos tiene pensado ir a la peluquería, las puede realizar junto a su peluquero. ¿Un tinte discreto que se va con los lavados? ¡Antes de decidirse por cualquier opción, pruebe previamente poco a poco!

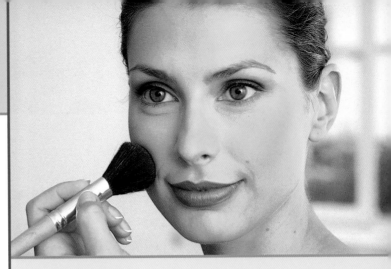

*¡Los cambios son buenos! Pruebe en casa, con toda tranquilidad y delante del espejo, un nuevo maquillaje.*

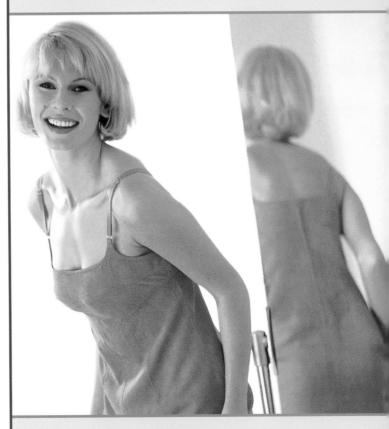

*También puede experimentar la aventura de los cambios con diferentes prendas que normalmente se pone con poca frecuencia.*

# ¿Qué longitud para qué edad?

Cuantos más años cumplimos, más sabemos lo que nos gusta. Ya no nos dejamos influir por cualquier moda, sabemos lo que nos sienta bien y lo que es bueno para nosotros. ¡Aproveche su sabiduría! Lo más importante es que se sienta bien con su peinado... y eso no es cuestión de edad.

## Eternamente bella: cambie con los tiempos

Apenas existen ya normas o cánones de belleza por los que tengamos que regirnos a partir de "una determinada edad". Depende más bien, sobre todo en lo que se refiere a la longitud del pelo, de nuestras preferencias individuales. ¿Cuáles son las suyas? Las recetas patentadas no son buenas consejeras cuando se trata de descubrir el largo de pelo con el que se encuentre cómodo, o cuando tratamos de encontrar el peinado ideal. Puede que le apetezca un atrevido corte de pelo más corto, pero también puede ser que, por ejemplo en el caso de las mujeres, quiera explotar más su lado femenino a través de un pelo más largo. ¡Descubra la longitud que mejor le sienta! Existen una infinidad de posibilidades de belleza que puede aprovechar (con un poco de planificación) en su propio beneficio. Lo más importante para todos los peinados, cortos o largos, es cuidar el pelo. También durante la madurez hay que tener en cuenta que sólo el cabello sano es bello, y hace que usted parezca más joven.

## PELO LARGO

La famosa regla de no llevar más el pelo largo a partir de los 40 años hace tiempo que se ha quedado anticuada. Esto va en función de su personalidad, de la forma de su rostro y tampoco nos olvidemos de la calidad de su pelo para decidir si lo lleva largo, media melena o corto. En cualquier caso, hay que tener en cuenta que cuanto más largo sea su pelo (todo lo que supere el hombro se considera pelo largo), más importante es que las puntas estén perfectamente recortadas y el pelo tenga vivos cortes escalonados. Precisamente cuando el pelo largo se haya vuelto más fino a causa de la edad, puede parecer rápidamente más ralo.

¡Cuidado con la cola de caballo! Una cola bien peinada, que permanece lisa hacia atrás y deja descubierta la cara como ningún otro peinado, puede no favorecer si son muchas las arrugas que invaden las facciones de la cara. A menudo se elige la cola de caballo por comodidad; por ello, intente que no quede demasiado tirante, sino un poco suelta. Deje que algunos mechones caigan desordenadamente hacia los lados: así la cola de caballo se convierte en un arma capaz de quitarnos algunos años de encima.

El típico recogido clásico, elaborado con esmero (una coleta situada muy abajo, fijada en la parte posterior de la cabeza) hace parecer mayor, y este efecto se ve reforzado si el pelo se peina muy ordenadamente y se fija con mucha precisión. Por lo tanto, fije el recogido con algunas horquillas muy suavemente y suelte algunos mechones de aquí y allá: el peinado tendrá ahora un aire más juvenil.

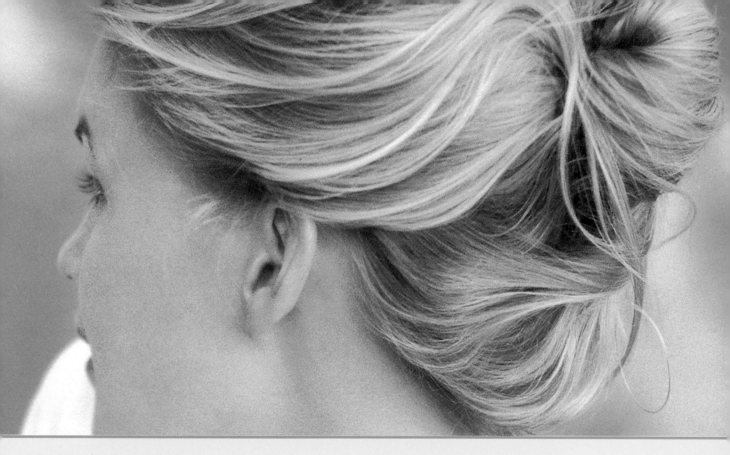

*Rejuvenecida, aun teniendo el pelo largo: el recogido clásico se peina hacia atrás sin tensar el pelo, y los mechones caen "relajadamente".*

## MEDIA MELENA

Un peinado ideal para casi cualquier edad es la versátil media melena, es decir, todo lo que se sitúe entre la barbilla y los hombros. Existen miles de variantes de corte, desde el flequillo bien recortado hasta el informal decapado. Si es de las que han llevado durante los últimos años su media melena lisa y fina recogida en una trenza, porque le resultaba cómoda, puede probar y obtener nuevos resultados cortando algunos centímetros. Unos centímetros menos, una permanente con volumen que le dé mayor fijación sin rizar demasiado el pelo y, luego, todo el pelo cortado escalonadamente, con un decapado informal en los lados y alrededor de la cara, hará que aparente tranquilamente 10 años menos.

## ¿MÁS CORTO = MÁS JOVEN?

El pelo corto fue considerado durante mucho tiempo como el remedio universal para alguien que ya no tuviera 20 años. Esto constituía a menudo un dilema, pues un peinado corto que haya sido cortado de forma convencional y teñido de un color que no favorezca mucho hace que alguien que sólo tiene 20 años aparente más edad. Sin embargo, un peinado corto, suavemente escalonado y desenfadado, en el que el pelo mantiene su libertad de movimientos y que brilla con un color fascinantemente vital, puede hacer que una persona de 60 años parezca 15 años más joven. Deje la suficiente longitud en la parte superior de la cabeza y por los lados para poder variar el peinado: unas veces un decapado que nos tape un poco la cara, otras veces peinado detrás de las orejas y revuelto.

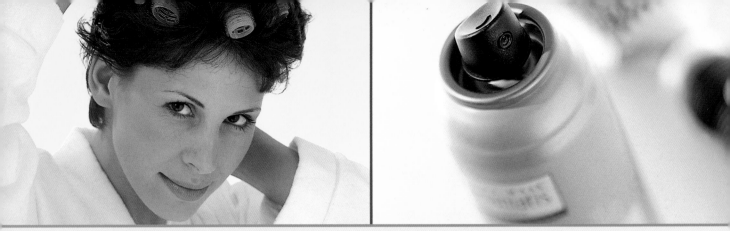

# los típicos pecados
# Cómo hacerlo de otra manera

A menudo, son viejas costumbres que obstaculizan el camino hacia un peinado ideal: nuestra manera de secar o de teñir el pelo, cómo utilizamos el gel o la laca. Es conveniente saber ser flexible para así restarnos algunos años.

## ¿LACA? ¡CON MESURA!

¡No abuse de la laca! El medio más difundido para peinarse, ya tenga 15 ó 45 años, también puede convertirse en su enemigo. Demasiada laca le roba al pelo el brillo natural y la movilidad. A veces acercamos demasiado el bote de laca al pelo, y al final los mechones de pelo están endurecidos, en lugar de caer libremente por los lados... que no cunda el pánico.

Ahora trataremos de cepillarlo todo lo que podamos hasta que haya desaparecido la laca. Por el polvo que se forme, reconocerá que ha cepillado lo suficiente. Después, vuelva a arreglar su peinado como de costumbre, sin añadir más productos.

## PEINARSE: CON CUIDADO

Para muchas personas, peinarse con un peine de finas púas forma parte de sus tareas diarias. Sin embargo, este tipo de peines levantan la capa de caspa del pelo, perjudicándola a largo plazo, pues el pelo se apelmaza y se enreda con mucha fuerza. Si además le añadimos una capa de laca por encima para mantener el peinado en forma, el pelo se queda sin vitalidad.

¿Qué se puede hacer en el caso de peinados que necesiten un poco de sujeción? Utilice sencillamente sus dedos en lugar del peine y modele usted mismo los mechones con suavidad. Un cepillo con púas más gruesas realizará el mismo efecto. Intente peinar sólo aquellas partes que realmente lo necesitan, pero no peine en ningún caso toda la cabeza pues parecerá rápidamente demasiado artificial. En lugar de peinar el pelo, unos rulos correctamente colocados también le darán más volumen.

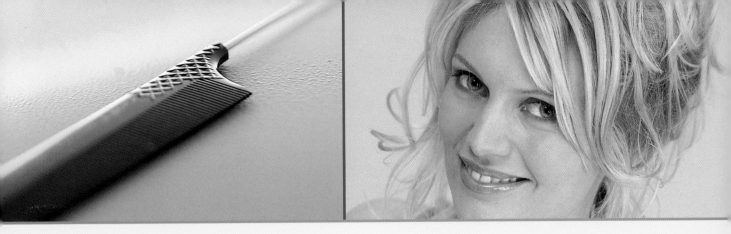

# ¡MÁS NATURALIDAD, POR FAVOR!

El enemigo número 1 de cualquier peinado juvenil es el exceso en el arreglo, el peinar "pelo a pelo". No pretenda conseguir un peinado perfecto. Busque un corte que incorpore muchos detalles capaces de rejuvenecernos y de crear una buena base a través de un decapado, de un escalonado, de asimetrías o de colores vivos, e incorpore movimiento en su pelo. Todo lo que peine debería parecer relajado, natural, realizado casi por casualidad (de alguna manera, un "relax" para el cabello). Cuando lleve el pelo largo y, por diversas circunstancias, quiera recogérselo a toda prisa, debería practicar primero los movimientos en casa. En lugar de echarse mucha laca en casa y de fijarse el pelo para que el peinado aguante todo el día, lleve consigo gomas, horquillas y un bote de laca de tamaño manejable.

Para conseguir un mayor volumen natural también podemos recurrir a los moldeados. Son la mitad de fuertes que una permanente tradicional y se aplican en el pelo con aproximadamente 35 rulos (en lugar de 70-80). El efecto es mucho más natural y sano que una permanente normal, pues la influencia en el pelo es tan suave que con el tiempo desaparece, mientras que con una permanente normal el pelo ha de volver a crecer para que desaparezca, lo que a veces resulta muy incómodo y antiestético. Los moldeados desaparecen después de 8-10 semanas; cuanto más fuerte y largo sea el pelo, antes desaparece. Los moldeados ayudan más bien de forma invisible,

dando un mayor volumen, por eso se pueden utilizar también en el caso de un pelo demasiado liso.

## EL COLOR: SUTIL Y NO DEMASIADO CARGADO

Cuando ve un buen anuncio en la televisión en el que aparecen personas jóvenes y dinámicas luciendo su cabello brillante e intensamente luminoso, puede suceder que elija de pronto de forma casi inconsciente colores como "melocotón", "mango" o incluso "blanco nieve", pues le invade el deseo de incorporar un poco de frescura a su cabeza. Colores demasiado artificiales o demasiado diferentes a su color natural hay que utilizarlos con cuidado. Precisamente, lo artificial de un color puede jugar rápidamente en nuestra contra, reflejando una imagen equivocada de nosotros mismos. Joven no es sinónimo de colores chillones. Por eso, evite colores como el rojo o el blanco, con los que pretenda demostrarle algo al mundo que realmente no quiere, cuando en realidad usted es un tipo muy natural. Ese tipo de tintes resultan más bien desconcertantes...

# Cambios personales

Uno de los principios más importantes para su belleza es no permanecer anclado en las viejas costumbres, todas las modas tienen su fin. Atrévase a incorporar un nuevo *look*, y no sólo cuando haya una fecha importante en su agenda.

## Así hará desaparecer algunos años

Un corte de pelo adecuado puede hacer más que cualquier operación de belleza, éste es mi lema. Existen un sinfín de posibilidades para crear un corte que sea tan inconfundible como lo es usted. Las cuestiones centrales deberían ser siempre su personalidad, sus atributos de belleza individuales, pero también las singularidades de su cara. La expresión de la cara puede cambiar mucho a lo largo de los años, siendo necesario realzar las nuevas proporciones de la cara.

### EL CORTE

Un corte moderno subraya el carácter natural del pelo y apuesta por la dinámica. Realza estupendamente el brillo y la estructura del pelo. Un corte de tales características resulta mucho más moderno que un pelo demasiado peinado. Otra ventaja añadida: se ahorrará el trabajo que implica un peinado demasiado elaborado y además aprovechará las ventajas de una óptica más sutil y cuidada.

### DECAPADOS, ESCALONADOS Y FLEQUILLOS

La mejor forma para rejuvenecer el peinado es decaparlo. Con él, se pueden modificar y modernizar casi todos los cortes de pelo. Los decapados suaves que rodean suavemente la cara destacan las zonas más atractivas y disimulan las más desfavorecidas. Los decapados son ideales para suavizar las facciones más duras. Peinados hacia delante y alrededor de la cara pueden disimular las arrugas de los ojos o una barbilla demasiado pronunciada y en la nuca pueden camuflar un cuello demasiado relleno. Los decapados dan mucho más juego que una línea recta. ¡No hay nada más eficaz que algunos decapados en el lugar correcto! Quien prefiera una imagen más viva y ágil, y que además destaque bien los efectos de color, debería apostar por los escalones. Los escalones dan más movilidad a cada corte y posibilitan unos cambios más armoniosos, por ejemplo entre una melena corta y una melena larga y hace que parezcamos más jóvenes. Los escalones también destacan los reflejos de color, porque el color que se obtiene del movimiento óptico es apoyado por el movimiento real del cabello. Los escalones deshacen la rigidez del peinado, haciéndolo parecer más natural y versátil.

¿Y los flequillos? Son unos auténticos artistas en lo que a la desaparición de años se refiere. Un flequillo admite un sinfín de variedades para suavizar un corte demasiado serio y simétricamente enmarcado, y proporciona una apariencia mucho más juvenil. Es ideal para las caras alegres, pero también para disimular una cara demasiado alargada. Un flequillo suelto y largo desvía la atención de las arrugas en la frente en dirección a los ojos. El flequillo le da más dinamismo a un pelo largo y un aire diferente a una coleta. Una coleta corta y recortada (los asiáticos la llevan a menudo) nos añade un poco de personalidad y originalidad. La coleta dirige la atención hacia su cara haciéndola brillar.

## LO MEJOR DE LOS COLORES

"Maquillaje para el cabello" podría llamarse al mundo de colores en el que se puede inspirar para obtener los mejores resultados para su look. ¡Deje brillar su pelo! ¡Déle luz! Mechas, 1, 2 ó 3 tonalidades más claras y repartidas por toda la cabeza nos darán más movimiento y vida y eso, en cualquier tonalidad, desde el rubio hasta el pardo. Para las personas de pelo oscuro es una buena manera de rejuvenecer su imagen; cuando el color se haya endurecido demasiado con los años, y el contraste entre el color del cutis y el del cabello ya no se complemente, algunas mechas pueden refrescar notoriamente la imagen total. ¡Pero cuidado! Unas mechas demasiado claras que hayan sido aplicadas de golpe sobre todo el cabello parecen demasiado artificiales. En este caso, lo conveniente son algunos colores creativos.

## EL PEINADO

Sólo un peinado en el que se emplee correctamente el secador le aportará al cabello un mayor brillo y elasticidad. Pero secar el pelo, hoy en día, ya no significa hacerlo pelo a pelo. Se debe peinar de tal forma que el cabello no pierda su libertad de movimientos. Cuando utilice rulos, use sólo 6 u 8 y no enrolle el pelo demasiado mojado, pues le dará demasiado volumen estático. ¿Necesita más volumen en la parte superior de la cabeza? Coloque un rulo grande en el pelo y déjelo varios minutos, mientras se peina. Así se ahorrará tener que levantar luego el pelo con el cepillo.

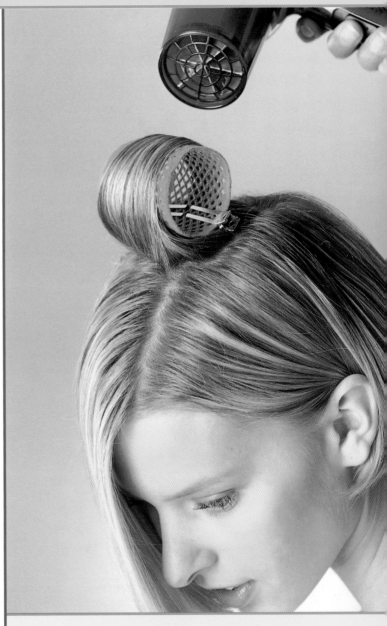

*La libertad de movimientos también es importante durante el secado y peinado del pelo. Utilice sólo unos pocos rulos grandes.*

# Canas:
## ¿con color o al natural?

Apenas existe un cambio que nos afecte tanto como la aparición de las primeras canas. ¡Que no cunda el pánico! Los tintes individualizados hacen posible hoy en día un tratamiento más flexible con el pelo gris. A lo mejor, le acaba gustando su nueva tonalidad...

## La controvertida magia del gris

El gris constituye un color altamente emocional porque no deja indiferente a nadie. A casi todo el mundo le salen canas durante el transcurso de su vida, es un proceso inevitable. Y casi siempre constituye una etapa algo problemática, pues a menudo nos invade el pánico cuando vemos las primeras canas en el espejo: nos recuerdan la fugacidad del tiempo. Pero una sola cana no significa que mañana tenga que tener todo el cabello completamente gris. Se trata, casi siempre, de un proceso que dura varios años, en ocasiones varias décadas... y "gris" no equivale a ser "viejo".

Antiguamente las mujeres se consideraban "viejas" con la aparición de las primeras canas, a los hombres en cambio les daban un aire más interesante. Sin embargo, una aparición demasiado temprana puede constituir un problema, tanto para las mujeres como para los hombres. Para todos aquéllos que deseen cambiar su situación, existe una gran variedad de alternativas para un puro "gris en el gris". Los que son fieles a su pelo cano, pueden transmitirle un nuevo atractivo, siempre y cuando esté bien cuidado y brille plenamente. Ya no sólo son los hombres, sino también las mujeres las que llevan este gris como si de un ornamento plateado se tratase.

## ALGUNOS DATOS

El pelo cano es, en realidad, un pelo transparente y sin pigmentación. Aparece (y eso está ya genéticamente preestablecido) cuando los melanocitos ya no producen melanina en el folículo capilar. El pelo gris es casi siempre más fuerte y transparente que el pelo pigmentado. Reacciona de manera diferente ante los tintes, y también varía químicamente con mayor dificultad. Unos cuantos pelos con canas no llaman tanto la atención, pero una mayor cantidad transmiten la impresión de un cabello plateado. Si tiene el pelo canoso, tenga cuidado con los productos capilares y de peinado, pues pueden dar lugar un desagradable tono amarillento.

## ¿PUEDE ENVEJECER EL CABELLO?

¡Sorpresa! El pelo no envejece en función de nuestro proceso de envejecimiento corporal; posee una durabilidad propia, independiente de nuestra edad biológica. Ésta se sitúa entre los 6 y 8 años. Sobre su cabeza, por tanto, se encuentran al mismo tiempo cabellos "nuevos" y otros más "viejos". Eso es así hasta una edad avanzada. Sin embargo, la actividad de las raíces capilares disminuye con el tiempo. Factores como el estrés, los tratamientos hormonales, una alimentación inapropiada y el tabaco aceleran el proceso de envejecimiento del cabello.

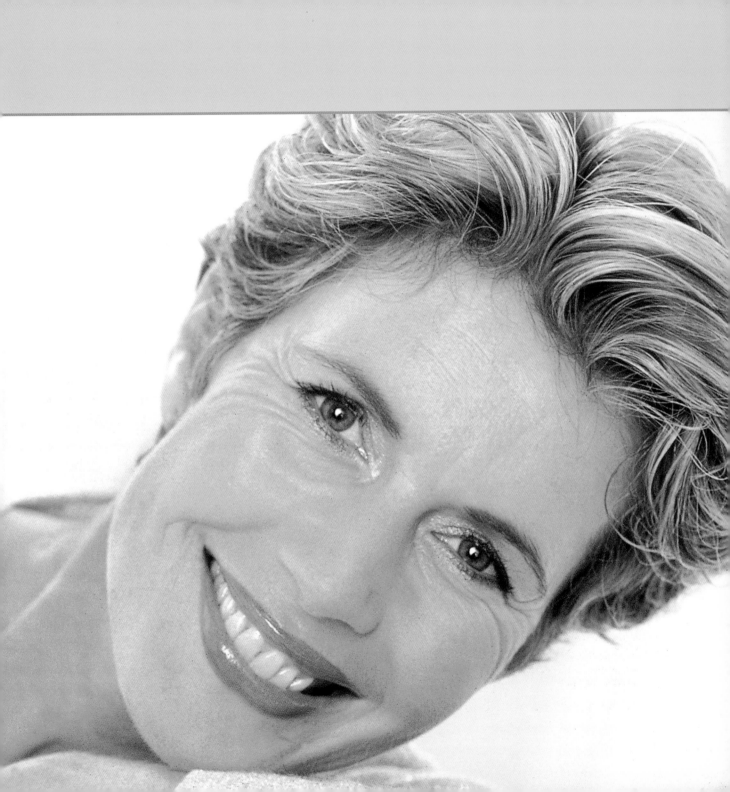

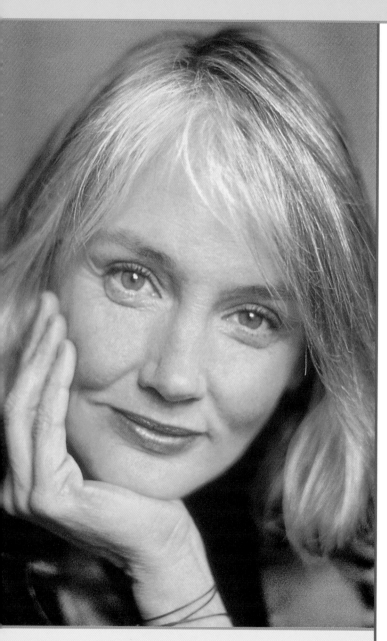

*Unos sutiles efectos de color se pueden conseguir con mechas en tonos naturales.*

## El color: un mundo lleno de posibilidades

El gris, debido a que se identifica como un signo de enveje-cimiento, hace aparentar a casi todo el mundo más años. Sin embargo, existen un sinfín de posibilidades para tratar su pelo gris de forma creativa. Si desea apostar por una imagen más juvenil, no utilice sólo simples coloraciones. ¡Unos tintes adaptados a sus necesidades despertarán en su cabello una vida llena de color!

### LAS PRIMERAS CANAS

Cuando salen las primeras canas es ideal un tinte suave para refrescar el color del pelo, pues le da un matiz especial y, aun-que cubre poco las canas, proporciona un brillo fantástico. Si tiene el cabello rubio, las canas se pueden "camuflar" estu-pendamente con unas mechas de diferentes tonalidades. Si tiene el pelo oscuro, en el que las canas llaman naturalmen-te más la atención, éstas pueden significar el inicio hacia un mundo de colores nuevos y más claros. Quizás le apetezcan también experimentos con mechas u otros colores, que harán posible unas maravillosas tonalidades que oscilan entre el rojo y el caoba.

### ¿QUÉ PORCENTAJE DE CANAS TENGO?

Con cifras como 20, 50 o incluso 100% se indica la cantidad de canas sobre la cantidad total del cabello. A partir del 20%, ya no es suficiente con un tinte suave. Es la hora de aplicar-se un tinte más fuerte. Si la cantidad de canas es mayor (un cabello fuerte a partir del 30%, un pelo fino a partir del 50%)

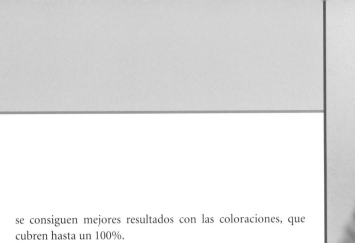
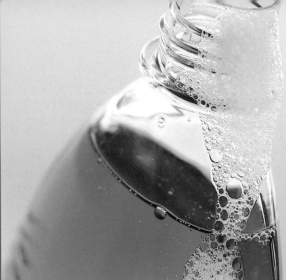

se consiguen mejores resultados con las coloraciones, que cubren hasta un 100%.

## REDUCIR EL GRIS

Ante las primeras canas, una posibilidad consiste en colocar de forma predeterminada mechas en su tono natural entre los primeros pelos canos. Así, no se cambia la totalidad del color del pelo, sino que se colocan mechas sueltas del mismo color natural que permanece con el resto del cabello. La ventaja: no se forma una raíz tan visible como con un tinte cubriente al 100%: el resultado es mucho más natural. Con este "método" se puede conseguir durante años un efecto de color sutil, incluso aunque aumente el número de canas. Las mechas se deberían refrescar cada 3 meses.

## DE REGRESO A LA NATURALEZA

¿Y qué hacer si, al final, se quiere volver al gris? El único medio comprobado es el peinado corto. Se necesita un poco de valor para dejar crecer la raíz gris, pero es la única solución. Cuando la raíz parezca demasiado dura o determinadas zonas sean más grises que otras, se pueden suavizar las sucesiones del gris colocando mechas en las raíces y evitando tocar el cabello gris que se aproxima a la zona de la cara. Con una reducción paulatina de las mechas, el gris va tomando con el tiempo la iniciativa.

## Gris: un bonito color

➤ Una vez que haya decidido conservar su pelo gris, ha de cuidarlo. Los champús y acondicionadores especiales nos ayudan a mantener un precioso brillo y evitarán ese tono amarillento causado por la nicotina, el sol y, por ejemplo, los humos de la cocina. Atención: no utilice estos productos en cada lavado (sino cada segundo o tercer lavado); de lo contrario aparecerá un brillo azulado en el pelo.

➤ Lo importante a tener en cuenta con el gris: el maquillaje y el peinado tienen que coincidir, y pueden ser incluso un poco extravagantes.

➤ El pelo cano se torna con el tiempo más seco. En este caso, son buenos los champús con proteínas.

➤ Un tinte suave contribuye a que el pelo mantenga su estado natural y brillante. Tonalidades como el "rubio ceniza" o el "rubio claro ceniza" las ofrecen casi todos los fabricantes. Tiempo de aplicación: de 8 a 15 minutos.

# Joven y con "chispa"

Parecer más joven con un peinado adecuado... ¿Quién no lo desea? El ejemplo de Eva nos muestra que es muy sencillo quitarse algunos años de encima.

## ¡Unos años menos, por favor!

Eva ha encontrado su estilo: moderno, natural y muy cuidado. Lleva un peinado sencillo, hacia atrás y fácil de peinar, que destaca su bonita cara. Sin embargo, ahora quiere un poco más de "gracia" y que, dentro de lo posible, además le quite algún año de encima. El pelo, que le llega hasta los hombros, no debería dejárselo demasiado corto bajo ningún concepto. A Eva tampoco le hacen gracia los grandes cambios de color. Esto no es tan sencillo: una renovación sin cambiar demasiado el peinado... Pero es posible: un toque más juvenil se puede conseguir con una hábil combinación entre el color y el corte sin que tenga que parecer demasiado artificial. Esto hace que nos apetezcan nuevos peinados que, como en el caso de Eva, se hacen con sumo cuidado, pues pertenece al tipo "prudente" y desconfía de los cambios bruscos.

### ¿QUÉ ACONSEJA EL PROFESIONAL?

Puesto que Eva desea un cambio respetando la longitud de su pelo, se recomienda una media melena pegada y moderna, en la que todo el cabello esté escalonado. Los cortes escalonados repartidos por toda la cabeza hacen que exista una mayor ligereza en todo el peinado, para que así parezca más suelto y dé, por tanto, también una imagen más juvenil. Este corte se puede peinar decapado y muy suelto, o de forma voluminosa y natural (según las preferencias de cada uno). Este peinado le favorece mucho al pelo de Eva, pues aunque su pelo es muy fino, es muy abundante, y además se ve reforzado por unos escalones bien proporcionados, realzando incluso mejor su vigor.

Por lo demás, se puede utilizar un poco de color para hacer aún más atractivo el color castaño claro de Eva, por ejemplo con una variante de mechas naturales en tonalidades cobre y marrón chocolate, que hacen "rejuvenecer" el carácter del cabello, avivándolo un poco más.

### EL CORTE

Después de haber cortado el pelo que llegaba casi hasta los hombros a una altura un poco por debajo de la barbilla, se escalona suavemente toda la cabeza. Sin embargo, se mantiene una determinada longitud en la capa superior del pelo, para que más tarde se puedan realizar diferentes peinados. La zona anterior suavemente escalonada y un poco ahuecada le da movimiento al pelo alrededor de la cara. La nuca recortada apoya el volumen de la parte posterior de la cabeza. El volumen ya existe gracias al corte de la capa superior del pelo y no necesita de costosos procesos de peinado. Si el pelo además cae suavemente por los lados, en lugar de situarse de forma compacta en la cara, obtendremos una imagen más fresca y relajada. Además dejará un flequillo, un buen medio para rejuvenecer el peinado, que caerá ahuecado en la cara. Se cortará en 3 capas diferentes para conseguir la máxi-

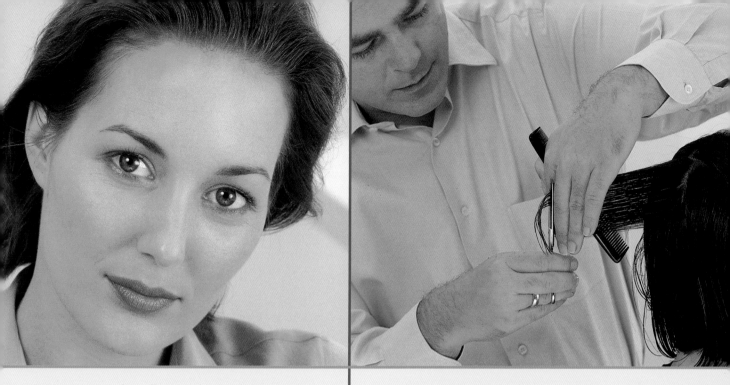

*La situación inicial: Eva lleva su pelo peinado hacia atrás.*

*El pelo se corta a la misma altura y se escalona por toda la cabeza.*

ma variabilidad posible. La primera capa -la más corta- llega hasta las cejas, la segunda hasta los ojos, y la tercera casi hasta la base de la nariz. De esta forma se consiguen unos efectos totalmente diferentes: el flequillo se puede secar con el secador en dirección a la cara o se puede cardar con un poco de gel o cera para separarlo un poco más.

## EL COLOR

Se aplicarán diferentes mechas en tonalidades cobre y marrón chocolate para así conseguir un efecto natural en la medida de lo posible, y evitando una raíz demasiado visible cuando crezca. Al tono natural se le suele aplicar primero una decoloración y después se tiñe con 2 colores. Un marrón chocolate y un cobre vivo, procedentes del mundo cálido de los colores, combinan muy bien con el tono de piel amarillento de Eva.

## EL CUIDADO

El pelo teñido de Eva necesita champús, acondicionadores y mascarillas con complejos vitamino-proteínicos para mantener el pelo brillante y sano. También es conveniente utilizar un "colour-protection", que protege el cabello de los factores externos, retrasando la pérdida de color y prolongándolo.

## EL PEINADO

Un secado esmerado es muy importante para lograr un peinado perfecto con mayor volumen. Con la ayuda del cepillo redondo se seca el pelo por partes, desde adelante hacia atrás sobre la misma estructura. Esto significa que el cepillo no es utilizado tanto para darle forma al pelo, sino para darle un mayor volumen. Los mechones de pelo se peinan con el cepillo redondo con movi-

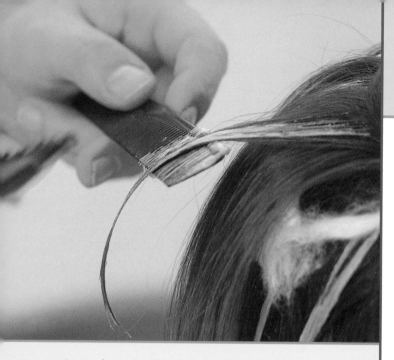

*Los mechones de pelo sueltos se decoloran primero, y luego se les aplica un tinte.*

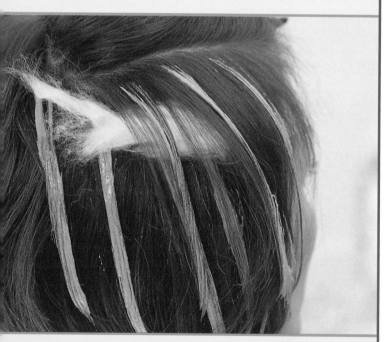

*Con las mechas se consigue un efecto muy natural y vivo.*

mientos rectos, en la medida de lo posible, desde la cabeza hacia abajo. De esta forma, el pelo mantiene su brillo y vigor natural. El acabado se realiza con las manos: moldee el pelo con suavidad, sin enredarlo demasiado, y aplique un poco de laca por encima; no hace falta más. Este peinado posibilita un sinfín de variantes. En la clásica, el pelo se seca hacia dentro con el secador y luego se peina hacia atrás para obtener más fuerza y vigor. Si Eva quiera atreverse con un *look* de pelo más revuelto, no constituye ningún problema: mientras se seca el pelo, creará más volumen realizando movimientos circulares con los dedos en el nacimiento del pelo. A continuación, fijará el pelo sobre la cabeza con poca laca, y luego lo revolverá con la punta de los dedos aplicando gel. El decapado de las mechas alrededor de la cara se realiza si se aplica un gel fijador en el pelo una vez seco, y se modela al gusto de cada uno.

## ¿QUÉ OPINA LA CLIENTE?

Eva tenía sus dudas. El cambio le parecía demasiado fuerte al principio: el corte ha resultado un poco corto, el color un poco llamativo. Pero al día siguiente ya se había acostumbrado al nuevo peinado (*véase* la foto de la derecha) y estaba muy contenta con los piropos de sus amigos.

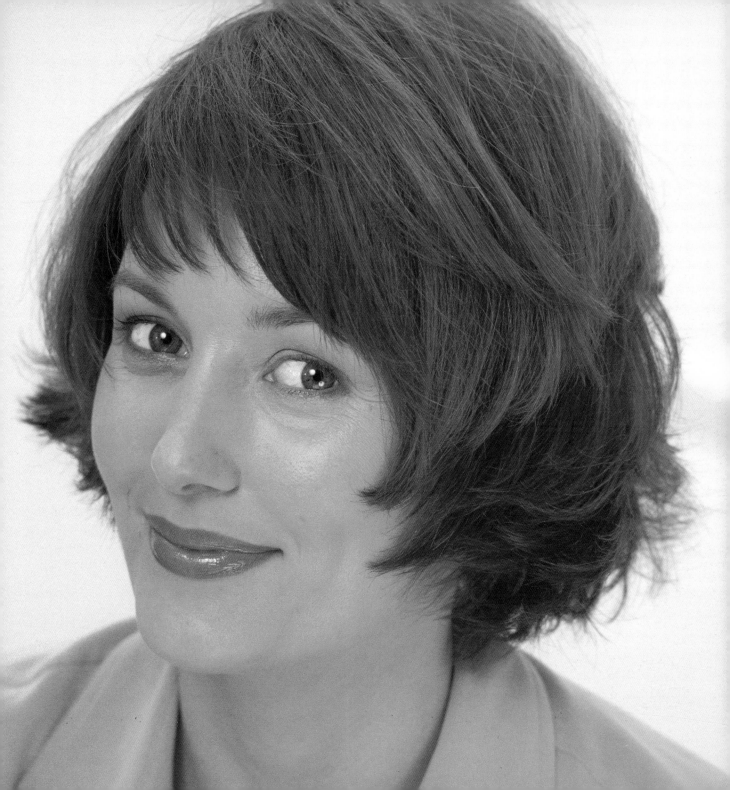

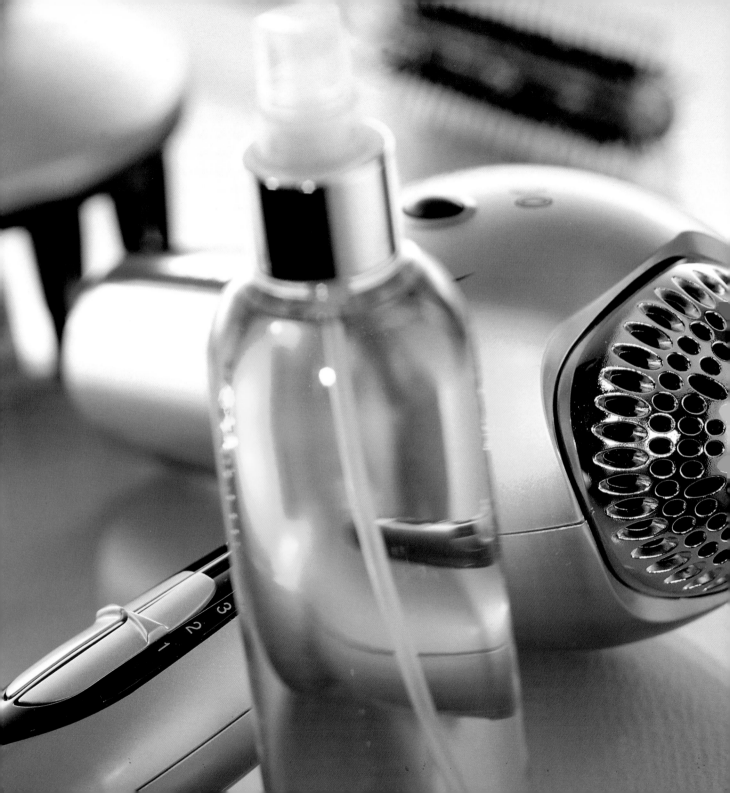

# PEINADOS, CUIDADOS Y MUCHO MÁS

Un **corte de pelo** perfecto es el comienzo de un nuevo **peinado,** atractivo y **fiel** a las **características** de la persona. Sin embargo, a muchas personas les preocupa su cuidado diario. Pero eso se puede aprender rápidamente. ¡Con los **consejos** de este capítulo pronto se convertirá en un profesional del pelo!

# Cada cabello es diferente: su tipo de cabello

El que su nuevo corte de pelo le siente estupendamente y su peinado sea rápido depende mucho de su tipo de cabello. La industria de los cosméticos capilares cuenta con productos creados a la medida de cada uno.

## ¿Cuidados? ¡En función del pelo!

El cuidado capilar va en función de cada tipo de cabello. No importa si su pelo es fino, graso o seco: para cada uno de ellos existen productos desarrollados específicamente. ¿Sabe cuál es su tipo?

### CABELLOS NORMALES

El cabello normal es un cabello sano que no suele dar problemas. No es ni demasiado graso ni demasiado seco, y no muestra daños visibles. Aunque este tipo de cabello sea fácil de cuidar, también se beneficia de los productos de calidad como lo hace el cabello dañado. Busque productos de cuidado capilar que contengan suficiente hidratación. Con acondicionadores y mascarillas regulares mantendrá su pelo sano sin ningún problema.

### CABELLOS GRASOS

La hiperactividad de las glándulas sebáceas es la responsable de un pelo graso y "pegado". Esta producción desmesurada de grasa perjudica al peinado. Realice, una vez a la semana, un masaje en el cuero cabelludo con un tónico de ortiga que absorberá la grasa. También resulta muy beneficioso un masaje con aceite esencial de árbol de té, ya que tranquiliza. Los lavados diarios con champús agresivos con detergentes irritan innecesariamente el cuero cabelludo. Utilice un champú suave, especial para cabellos grasos. También son buenas las mascarillas con ácidos frutales. Lo más importante a tener en cuenta en el caso de un cabello fino es que, tras la mascarilla, ha de aplicar un poco de champú en el pelo y, a continuación, aclararlo con abundante agua.

### CABELLOS SECOS

El pelo seco aparece cuando las glándulas sebáceas producen poca grasa. En lugar de utilizar champús concentrados que recargan innecesariamente el pelo, debería elegir productos que lo hidraten suficientemente. Elementos altamente hidratantes como el aloe vera o el pantenol (pro-vitamina B5) aparecen tanto en los champús como en los acondicionadores. Son también muy recomendables las mascarillas capilares intensivas que incorporan ceramidas, aceites esenciales, vitaminas y proteínas.

### CABELLOS CASTIGADOS

Debido a los numerosos esfuerzos químicos como son los tintes, los peinados frecuentes, una mala permanente o las decoloraciones, el pelo puede sufrir muchísimo. Pero estos efectos se pueden mitigar con los productos adecuados. Son muy importantes elementos como el pantenol y las proteínas lácteas que se acumulan en la queratina capilar, que alisan la capa superior del pelo y hacen que éste sea, en general, mucho más resistente.

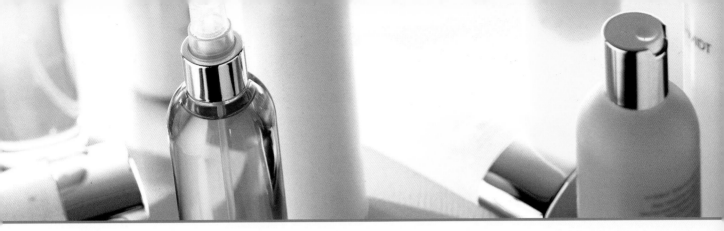

*¿Cabello normal, fino o castigado? Con los productos adecuados podrá cuidarlo convenientemente.*

## CABELLOS FINOS Y SUAVES

El problema número uno para muchas personas es su cabello fino y electrizado, con el que apenas puede hacerse un peinado con mucho volumen. Sin embargo, en la mayoría de los casos, el pelo fino es un pelo normal, de ahí que sean útiles las fórmulas modernas y los productos para conseguir un mayor volumen, capaces de incorporar más sujeción y elasticidad en el pelo. Una novedad que se utiliza no sólo en el cuidado de la piel, sino también en la cosmética capilar como agente activo es el té verde. Los extractos de té verde surten un efecto estabilizador en el cabello, éste se vuelve más resistente y tiene una apariencia más fuerte. ¡Utilice de cuando en cuando algún tratamiento! Sus elementos se acumularán en el cabello dándole más volumen sin dañarlo o suavizarlo en exceso. Atención: ¡aclare siempre muy bien cualquier mascarilla! Para comprobar si lo ha hecho correctamente, pruebe en diferentes mechones de pelo húmedos si "rechinan" cuando los pasa entre el dedo pulgar y el índice. También es muy buena una ducha fría al final del lavado; añade brillo al cabello y estimula la circulación sanguínea del cuero cabelludo.

## LA CASPA

La caspa aparece, casi siempre, por una hiperactividad de las glándulas sebáceas y su acumulación en el cuero cabelludo. En este caso son de gran ayuda los productos que contienen alquitrán o de azufre. En la actualidad existen ya champús especiales con "efecto *peeling*" que disuelven el sebo endurecido del cuero cabelludo. Conviene tener cuidado cuando la caspa va situándose poco a poco en la zona de la nuca, pues podría tratarse de psoriasis, y en este caso habría que acudir a un dermatólogo.

## CHAMPÚS

Muchos problemas capilares aparecen debido al uso del champú equivocado. Para las personas que por un lado sufren problemas capilares, y por otro problemas del cuero cabelludo, dos champús, utilizados alternativamente, pueden ser la clave para un cuidado óptimo; por un lado un cuidado específico para el cuero cabelludo, y por otro lado un cuidado en función del tipo de cabello. Si tiene el cabello graso es ideal un champú con extractos cítricos o de ortiga. Si se trata de un pelo fino, se debe elegir un champú con extracto de té verde. Si posee un pelo seco y castigado es mejor que recurra a un champú hidratante que incorpore pantenol o proteínas lácteas. El champú debe surtir un efecto regulador en el cuero cabelludo. Si su cuero cabelludo es sensible y está irritado, es recomendable el uso de un champú con aceite esencial de árbol de té.

También se recomienda, tras cada 6 lavados, lavar el pelo con un champú capaz de limpiar en profundidad, que haga desaparecer del cabello los productos para el peinado y los de cuidado capilar.

# Comprar lo adecuado

Champús, mascarillas, geles… la industria de cosméticos capilares ofrece una gran cantidad de productos para el cuidado del cabello. A menudo no es tan sencillo elegir entre una oferta tan amplia.

## Estrategias de cuidado

La clave del éxito para un cabello bonito y sano reside en un cuidado correcto en función de la persona. Utilizar simplemente champú no es suficiente. La estrategia ideal para cuidarse se compone de tres pasos: un cuidado básico, un cuidado directo y un cuidado intensivo. Hay una gran cantidad de productos para el peinado que hacen que el pelo esté en forma.

### CUIDADOS BÁSICOS

Un **champú** concentrado forma parte del ritual diario de cuidados. Los champús se componen, como la mayoría de los productos cosméticos, de una gran cantidad de agua. El agua se añade para diluir los elementos integrantes y los agentes, y posibilita la limpieza diaria. El segundo componente más importante de todos los champús son las sustancias que hacen posible el lavado, los denominados agentes tensioactivos. No importa que sean caros o baratos, todos contienen más o menos las mismas cantidades de agua y agentes tensioactivos. Sin embargo, los champús se diferencian entre sí por su calidad y por la cantidad de elementos añadidos, como las proteínas, el pantenol, los aceites, etc.

Se recomienda cambiar el champú como mínimo 2 veces al año para que nuevos agentes activos puedan llegar hasta el pelo y no se acumule demasiada cantidad de un mismo agente en el cabello. Hasta el mejor champú deja alguna vez de hacer efecto en el pelo.

### CUIDADOS "DIRECTOS"

Al cuidado directo pertenecen en primer lugar los **acondicionadores** que se aplican en el pelo después de cada lavado. No contienen, al contrario del champú, ningún agente tensioactivo. Los elementos de cuidado están tan concentrados en los acondicionadores que, después de 1-5 minutos, es necesario aclararlos con agua. Los acondicionadores, con un valor pH entre 3-4, se encargan de que el cabello poroso y fuertemente castigado se pueda peinar mejor.

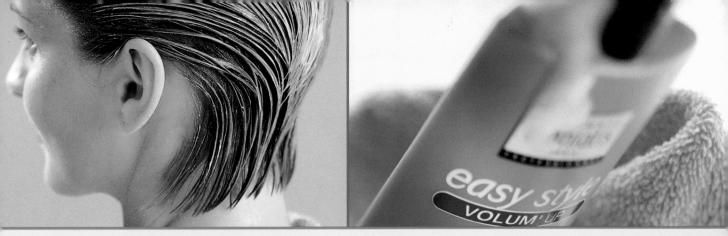

Para ahorrar tiempo, los acondicionadores sin aclarado para cabellos secos, teñidos o estropeados desenredan, nutren, hidratan y dan brillo al cabello restableciendo su equilibrio.

## CUIDADOS INTENSIVOS

Las **mascarillas intensivas** o **mascarillas capilares nutritivas** desarrollan sus efectos durante 10-20 minutos. Son ricas en vitaminas y proteínas, y revitalizan reestructurando el cabello. Debería utilizarlas una vez a la semana.

La variante líquida y rápida son las **mascarillas en spray**, que se reparten sobre el cabello húmedo, permaneciendo en él y formando así un escudo protector y suavizante alrededor del cabello.

## PRODUCTOS PARA EL PEINADO

Las **crema para alisar** es para aquéllos que buscan suavizar y alisar su pelo, porque lo tienen rizado, rebelde o con ondulaciones. Su fórmula acondicionadora suaviza y controla las zonas más difíciles del cabello.

Los **sprays "invisibles"** rodean cada pelo con una película protectora. Son transparentes y totalmente invisibles sobre el cabello, sin apelmazarlo o resecarlo. Respetan el aspecto natural del cabello, dejándolo suave.

El medio más versátil entre todos los productos para el peinado son los **geles**. No se han hecho tan famosos sólo porque se pue-den aplicar tanto en un cabello húmedo como seco con las manos, el peine o el cepillo, sino porque se secan relativamente rápido y se endurecen, dando como resultado un "efecto mojado" que se deja modelar estupendamente. Los geles hacen posibles mil variantes, desde una fijación ligera a una más extrema. Especialmente prácticos son los **geles líquidos en spray** con un difusor, que permiten que el producto se aplique y distribuya de forma perfecta sobre el cabello. Sin embargo, esta consistencia líquida es engañosa, pues el pelo se endurece bastante. Por eso, hay que prestar atención a su dosificación: una cantidad excesiva apelmaza el pelo.

Los **fijadores** pueden ser líquidos o en espuma. Los fijadores líquidos pueden ser **lociones para secar el pelo** o **aguas de peinado** que se aplican sobre el pelo húmedo antes de secarlo. Si tienes el pelo corto, dan cuerpo a tu pelo; si lo tienes rizado, definen el rizo y ayudan a mantener tu peinado durante todo el día, protegiéndolo de los daños causados por el tratamiento diario. Los **fijadores en espuma**, de textura especialmente ligera, se distribuyen uniformemente sobre el cabello. Proporcionan una fijación fuerte y duradera, sin apelmazar ni resecar. Se aplican sobre el cabello húmedo y son muy apropiados para el pelo corto que necesita una rápida fijación.

# Esencial

## Secar el pelo

El secado constituye la parte más importante del peinado. No se trata sólo de secar el pelo, el aire caliente ayuda también a conseguir un buen volumen, un brillo y un vigor excelentes.

## ¿Por qué utilizar el secador?

Incluso el corte perfecto puede convertirse en algo poco atractivo si no se seca como es debido. Las ondas del pelo, las zonas más rebeldes o las más lacias que no hayan sido "mejoradas" con el corte deben integrarse en el peinado con un correcto secado. Incluso cuando el pelo (también debido al corte) posee una estructura ideal, es necesario un poco de aire caliente para hacer que resulte aún mucho mejor.

### CÓMO UTILIZAR EL SECADOR

Al contrario de lo que se escucha a menudo, un secado correcto no estropea el pelo. No importa qué tipo de peinado elija, lo más importante es no secar el pelo con aire demasiado caliente y siempre en dirección a la raíz del cabello, es decir, no vaya en dirección contraria al peinado, y no acerque demasiado el secador al pelo

(no más de 10 cm). El aire caliente del secador se encarga de que la capa superior del pelo, que después del lavado se ha revuelto, se alise de nuevo. Al mismo tiempo, el secado moldea el pelo según la forma deseada. Los secadores profesionales disponen casi siempre de dos reguladores: uno para la cantidad de aire y otro para la temperatura. Al secar el pelo, elija una temperatura baja y una mayor cantidad de aire. Cuando peine su pelo con más precisión, la temperatura debería ser mayor y la cantidad de aire menor (para que el pelo no se enrede). Elija una temperatura que le resulte agradable; si siente que es demasiado alta para su cuero cabelludo, también lo será para su pelo.

### ACCESORIOS ACOPLADOS

Existen secadores profesionales con diferentes accesorios que se colocan en el extremo desde donde sale el aire caliente. Para secar el pelo puede utilizar el secador sin ningún añadido. Pero si quiere peinarlo, debería utilizar la pieza más corriente, una especie

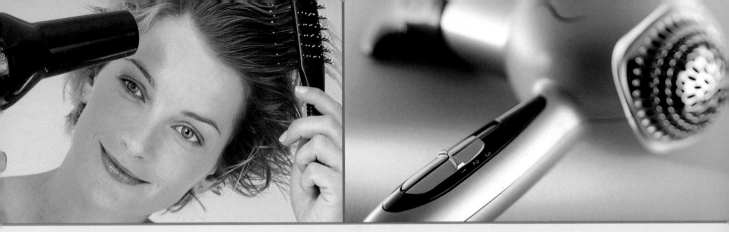

de "boquilla" de la que disponen todos los secadores. Los difusores son muy buenos para peinar un pelo rizado, ya que reparten el aire sobre un área más grande sin enredar el pelo.

## TRUCOS PARA OBTENER MÁS VOLUMEN

Así conseguirá, de forma rápida y sencilla, una mayor elasticidad y volumen en cualquier tipo de cabello: seque el pelo moviendo los dedos en círculo en la zona del nacimiento (a una temperatura baja o al aire) hasta que sienta que el pelo adquiere una mayor fijación. Extienda un poco de espuma o gel en las palmas de las manos y, a continuación, repártalo por todo el cabello realizando un masaje con los dedos.

¿Desea más volumen? Lo conseguirá con 6 rulos grandes, o con 3-4 cepillos grandes redondos de cerdas naturales, que permanecen como rulos en el pelo. Aplique en esas zonas un poco de laca para una mayor fijación. A continuación, pase por encima el secador durante 2-3 minutos. Después, deje que el pelo se enfríe 1-2 minutos. Quítese los rulos, mantenga la cabeza boca abajo, agite ligeramente el pelo, yérgase de nuevo... ¡y listo!

## LISO Y BRILLANTE

Para un cabello liso y sedoso es muy importante alisarlo a conciencia. Aplique un poco de loción para secar con efecto-alisamiento y mantenga el secador por encima. Primero, peine el pelo hacia delante con un cepillo clásico; a continuación, cepille todo el cabello con un cepillo redondo, primero por dentro y después por fuera. De esta forma evitará que se "mueva" el pelo. Si además añadimos una buena cantidad de brillantina, obtendremos unos resultados magníficos.

## ASÍ LO LOGRARÁ

➤ Procure utilizar buenos accesorios. Un buen secador profesional con temperatura regulable lo puede comprar en cualquier boutique del peluquero, en la peluquería o en centros comerciales. Además, necesita cepillos redondos con cerdas naturales.

➤ Experimente un poco: seque el pelo unas veces hacia adentro, otras hacia fuera, en ocasiones sólo por encima y peinándolo simplemente con las manos... de esta forma logrará nuevas variantes de su corte de pelo.

➤ Seque siempre el pelo con antelación. Un pelo mojado y revuelto no es capaz de mantener la forma.

➤ Divida el pelo en mechones para secarlo. Comience con los mechones anteriores y continúe lentamente hasta llegar a la parte posterior de la cabeza. Sujete con unas horquillas/pinzas los mechones que no han sido separados.

➤ Para obtener un mayor brillo, seque siempre desde la raíz en dirección a las puntas.

Dirija el secador por toda la cabeza con movimientos suaves; hará que el pelo no se caliente en exceso.

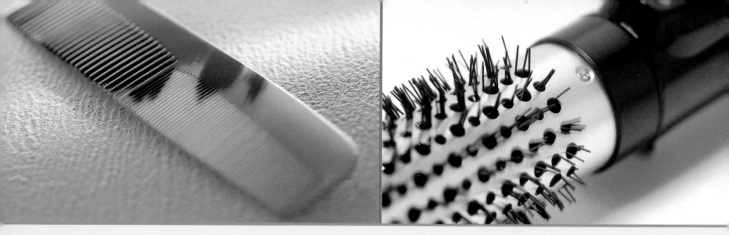

# Cepillar, peinar, rizar

Con los accesorios apropiados y un poco de práctica, el peinado se convierte (casi) en un juego de niños. ¿Qué hay que tener en cuenta con los cepillos, los peines y otros utensilios de peinado?

## VARIEDAD DE CEPILLOS

Con los cepillos se alisa la capa superior del pelo y se desenreda por completo. Pero no todos los cepillos son iguales. Tenga en cuenta su tipo de cabello cuando vaya a comprarlo: cuanto más fino sea el pelo, más fino debería ser también el cepillo. Las cerdas naturales respetan el pelo y son resistentes, pero no son capaces de moldear un cabello de textura gruesa. Por eso, para peinar, elija un cepillo que tenga tanto cerdas naturales como sintéticas, y que tenga una forma cómoda para la mano. Las cerdas deben ser redondas en su punta.

Para el secado lo ideal es un **cepillo redondo**. Cuanto más grande sea, con mayor gracia caerá el pelo. Los cepillos redondos deberían ser de madera y con cerdas naturales. Para un peinado rápido son de gran utilidad las cerdas con cabeza metálica, pues el calor se conduce mucho mejor y el cabello se seca con mayor rapidez. Los **cepillos redondos medianos** sirven para el cuidado diario del pelo. Para un cabello liso, elija mejor un **cepillo plano**, con un área rectangular u oval compuesta de cerdas de la misma longitud, relativamente cortas. Cuanto más fino sea el

cabello, más juntas deberían estar dispuestas las cerdas. Para peinarse, utilice un **cepillo de esqueleto** con largos dientes sintéticos; se desliza suavemente por el pelo, dejando pasar el aire en la zona del nacimiento y creando un mayor volumen. El cepillo ha de estar en perfectas condiciones, es decir, sin "soldaduras" que puedan quebrar el pelo.

## PEINES

También en el caso de los peines hay que prestar atención a que no tengan ninguna "soldadura" o "costura" que pueda dañar el pelo permanentemente. Los mejores -pero también más caros- son los **peines de carey**. No se recomiendan los **peines de metal** que duran mucho, pero dañan ligeramente el pelo.

Un peine con púas gruesas sirve, en general, para el cuidado diario o para hacerse la raya. El **peine de mango largo** -se compone de una pieza sintética de púas finas sobre un mango largo de metal- debe utilizarse sólo en casos estrictamente necesarios y sólo en aquellas partes que necesiten una mayor fijación. El pelo

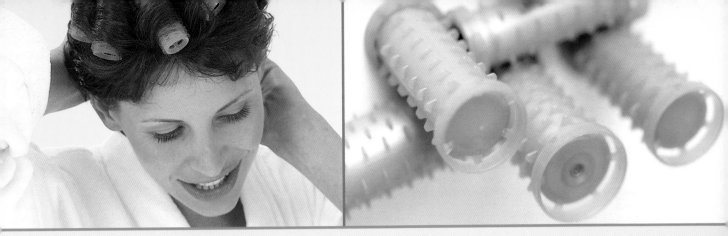

se enreda con demasiada facilidad en este tipo de peines; suelen usarse frecuentemente para separar y entresacar las mechas. Para que pueda disfrutar durante más tiempo de sus cepillos y peines (a menudo caros), se recomienda lavarlos una vez al mes con una lejía suave o con un detergente. Además, debe eliminar con frecuencia los pelos con la ayuda de un peine. En el caso de que se rompa alguna púa o cerda es mejor tirarlos a la basura, pues de no ser así pueden herir el pelo y el cuero cabelludo.

## CÓMO UTILIZAR LOS RULOS

Con ayuda de los rulos se pueden obtener los efectos más variados. Hay que comprarlos del mismo diámetro del que queremos que sean después nuestros rizos. Se pueden utilizar durante mucho tiempo si se limpian con regularidad.

Los **rulos recubiertos de terciopelo o de** *velcro* son muy resistentes y tratan muy bien el pelo, ya que se componen de materiales sintéticos y ligeros cubiertos de terciopelo o de pelos muy finos que se fijan al cabello. Para fijarlos no necesita de ninguna horquilla, por lo que resultan muy cómodos durante los viajes. Los **papillotes** son una versión moderna de los rulos capaces de crear un rizado bastante natural e irregular. Se componen de un alambre recubierto de una espuma sintética blanda, que puede doblarse en todas las direcciones. Los **rulos gigantes**, también sintéticos, son estupendos para crear más volumen. 5 ó 6 repartidos por toda la cabeza y con la ayuda del secador le dan una mayor sujeción y elasticidad al pelo.

Lo ideal para un peinado rápido y efectivo son los **rulos eléctricos** que se calientan en una caja eléctricamente y permanecen en el pelo sólo durante 10 minutos (aproximadamente).

## CONSEGUIR UNAS ONDAS ESTUPENDAS ES FÁCIL

Las **tenacillas** trabajan con aire caliente. Para proteger el pelo, antes de comenzar puede aplicar una espuma muy suave, que no apelmace el cabello y no le reste sensación de naturalidad y movimiento. Este "look" requiere mucho tiempo, de 30 a 45 minutos. Después, para mantenerlo, hay que poner la cabeza boca abajo, y pasar los dedos entre el cabello, haciendo un efecto "rastrillo". Puede utilizar las tenacillas 1 ó 2 veces al mes sin riesgos. Una mayor frecuencia puede deteriorar el cabello.

## EFECTOS ESPECIALES

Las **planchas** son las herramientas ideales para crear efectos especiales sobre el cabello. Funcionan como una tenaza que se calienta rápidamente, con unas placas de metal antiadherentes que pueden ser lisas, con ondas anchas o con ondas estrechas. Lo más importante es el tratamiento previo que se le dé al cabello con productos y lociones. ¡Utilice estos aparatos siempre con el pelo seco!

# ¿Le apetece rizado?

## Rizos muy fáciles

➤ Todos los rizos se van hundiendo visiblemente a lo largo del día. Por eso, levante de vez en cuando el pelo: coloque la cabeza boca abajo y realice un masaje en el nacimiento del cabello con los dedos, hasta que sienta que se yerguen de nuevo un poco. Aplique un poco de fijador líquido en el nacimiento. Retire el pelo hacia atrás ... ¡y ya está listo!

➤ Peinarse o cepillarse el pelo estropea los rizos. Para "arreglar" los rizos, pásese sólo los dedos por el pelo.

➤ Si no hay otra cosa a mano, el difusor de agua para las plantas refresca los rizos, dándoles una fuerza renovada. Atención: no aplique demasiada agua, de lo contrario se caen de nuevo.

➤ Para que los rizos queden bien definidos, suaves y manejables y se mantengan a lo largo del día, échese una espuma hidratante.

➤ ¿Su cabello muestra unas zonas lisas y otras rizadas? Observe con atención estas zonas en el espejo y colóquese rulos, horquillas o bigudíes directamente sobre esas zonas que, en comparación con otras, son extremadamente lisas.

Unos rizos bonitos, llenos de brillo y volumen, que se muevan con naturalidad son, para muchos, el peinado más deseado.

## La técnica lo es todo

¿Le apetecen unos rizos bonitos y brillantes? Con las técnicas aquí descritas puede transformar incluso un cabello relativamente liso en una belleza llena de rizos sin forzarlo demasiado. Una melena repleta de rizos se consigue con horquillas, papel de aluminio o servilletas. Estas técnicas son estupendas si queremos con rapidez y sin mucho esfuerzo unos rizos "caseros" o si estamos de viaje. Lo más importante a tener en cuenta desde el principio es que el pelo no debe forzarse demasiado con productos de peinado o cuidado, pues un rizo necesita elasticidad para ser bonito.

### ¿EN QUÉ TIENE QUE FIJARSE?

Seque un poco todo el cabello; luego hágase un masaje en el pelo con el secador (con aire muy suave) hasta que esté casi seco. De esta forma, preparamos correctamente el pelo. Lo más importante en este tipo de técnicas es que las puntas no se doblen o se formen mechones de pelo igual de gruesos. Para peinar el pelo, o para utilizar fijadores y geles, se recomienda mantener la cabeza ligeramente inclinada. De esta forma los rizos se abren y se agrandan mucho más que al hacerlo sobre el cabello que cuelga directamente hacia abajo. ¡Los movimientos durante el masaje han de ser regulares!

## LA TÉCNICA
## DE LAS HORQUILLAS

Colóquese un mechón de pelo alrededor de 1-2 dedos. Cuanto más gruesos sean los mechones, mejor caerá el rizo. Fije el mechón con una simple horquilla y mantenga las horquillas durante 10 minutos en el pelo (tiempo suficiente para maquillarse o tomar una taza de café). A continuación, agite un poco el pelo y aplíquese un poco de gel líquido en spray.

## LA TÉCNICA
## DEL PAPEL DE ALUMINIO

Esta técnica es ideal para las personas a las que les gusta darle forma a su cabello. Se colocan tiras de aluminio de aproximadamente 10 centímetros de longitud en el cabello, que permanecen como pequeñas pelotas sobre la cabeza. Así se hace: estire el pelo desde el nacimiento hasta las puntas y presione y frote los mechones. Coloque una tira de aluminio en cada uno de los mechones. Después, pase por encima el secador y deje que se enfríen durante 5 minutos. Conseguirá una melena muy salvaje y natural.

## LA TÉCNICA DEL BIGUDÍ-SERVILLETA

Para esta técnica debe secar su pelo con antelación. Coloque 3 ó 4 servilletas una encima de la otra y enrolle dentro el mechón correspondiente (hacia dentro) desde la punta hasta el nacimiento de los cabellos. Anude el extremo final de las servilletas hasta que se asemejen a un bigudí. Seque el pelo, deje que se enfríe brevemente y luego agítelo. Así se consiguen unos bonitos y resistentes rizos que se pueden fijar con un gel muy suave.

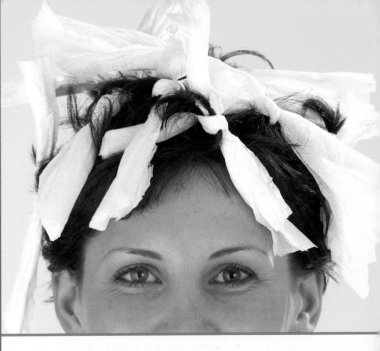

*La "técnica del bigudí-servilleta" respeta el pelo y crea además unos rizos muy resistentes.*

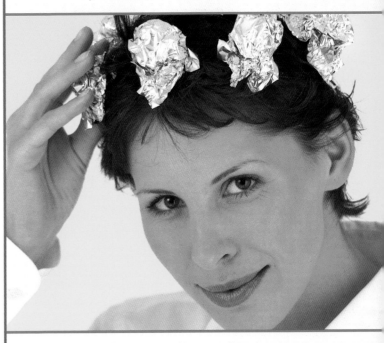

*Para la "técnica papillote", se colocan tiras de aluminio de aproximadamente 10 centímetros de largo en el pelo.*

# Peinados
## para cualquier ocasión

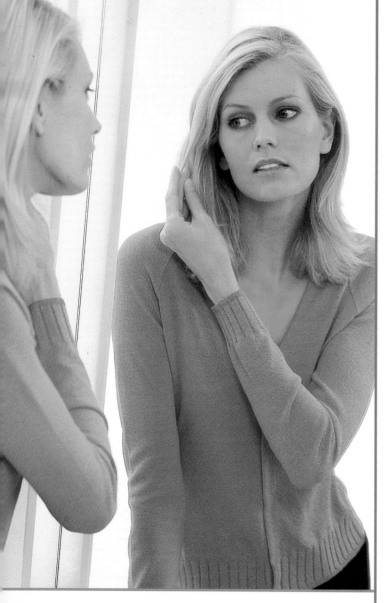

*La situación inicial: Sonia tiene una melena larga y rubia con ligeras ondas naturales.*

Cualquier corte bueno permite, como mínimo, 3 variantes de peinado. No importa si es liso o brillante, revuelto, con volumen o hacia arriba: nuestra modelo Sonia nos lo demostrará. Con los trucos y técnicas correctas, el peinado resultará muy fácil incluso en casa.

## De uno salen tres

La melena larga y rubia de Sonia llama la atención y realza su estilo nórdico. A ella le encanta el pelo largo e invierte cierto tiempo, esfuerzo y dinero en cuidarlo. Sonia se describe a sí misma como "tipo lujoso", aunque casi siempre lleva el pelo con una coleta, pues le resulta mucho más práctico. Esta mujer joven sabe que podría hacer mucho más con su pelo, y desea probar ahora diversas variantes y peinarse de forma diferente en función a su nueva imagen. Por eso, hemos probado en nuestro salón 3 variantes: liso, revuelto de forma natural y recogido hacia arriba (para las ocasiones importantes).

Las tijeras asustan a Sonia, no le gustaría perder nada de la longitud de su pelo. Por eso, sólo le cortan las puntas 1 ó 2 centímetros para que tenga un aspecto más sano y las puntas parezcan más llenas. La gran baza de Sonia es el color de su pelo: un pelo rubio que atrae las miradas. El cabello rubio, sin embargo, puede parecer rápidamente poco brillante. Por eso se recomiendan unas mechas en 3 tonos rubios diferentes, que incorporan un efecto múltiple: rubio "concha", rubio claro beige y, situado de forma muy estratégica, rubio platino en lugares que

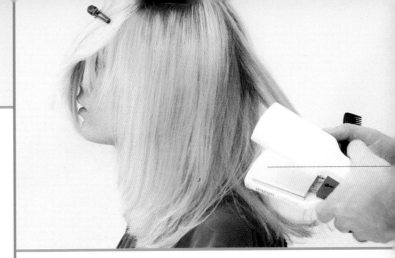

*Las planchas eléctricas se pasan por el cabello, secado previamente, mechón por mechón.*

por naturaleza parecen mucho más claros. A continuación se probarán las tres variantes de peinado.

## PEINADO 1: LISO Y BRILLANTE

Sonia posee unas suaves ondas naturales, pero ahora el pelo ha de quedar totalmente liso. Hay que secarlo bien, para que el tiempo de peinado, teniendo en cuenta la longitud del pelo, no sea demasiado prolongado. Después se divide el cabello en mechones gruesos que se secan con un cepillo redondo. Sin embargo, el pelo no se alisará del todo hasta que no se utilice una plancha, que se desliza mechón a mechón por las zonas anteriormente secadas. Las planchas eléctricas sólo se pueden utilizar sobre el pelo seco, porque, sino, el pelo puede regresar a su forma inicial sin quedar liso ni recto. Al final se sacan algunos mechones hacia delante. ¡El cabello posee ahora un brillo estupendo!

## PEINADO 2: LO QUE EL VIENTO SE LLEVÓ

¿Qué podría ser más seductor que probar precisamente lo contrario al *look* del pelo liso?: una melena, preciosa y natural, suelta al viento. Para este peinado también es muy importante un secado muy meticuloso, ya que acorta claramente la duración del peinado. El pelo, después de esto, se seca de nuevo con el secador y se peina con un cepillo para crear el máximo volumen natural posible. Gracias al calor del secador y al cepillado simultáneo, el pelo se va haciendo más suave y obtiene más movimiento. A continuación, se van enrollando mechones sueltos hacia fuera con un cepillo redondo, que se

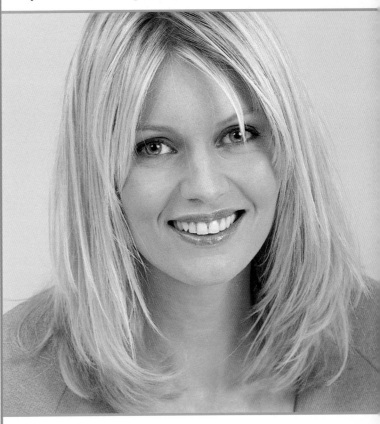

*Un* look *precioso: gracias al uso de las planchas eléctricas, el pelo se ha alisado estupendamente.*

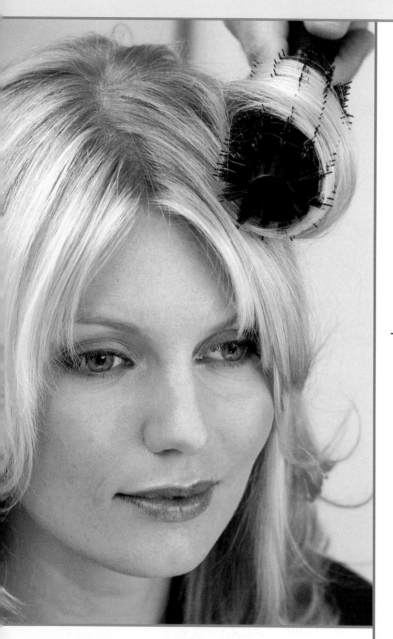

lleva en dirección al nacimiento del pelo. El cepillo debe enfriarse brevemente en el pelo, pues fortalece la elasticidad. Para ahorrar tiempo, puede trabajarse con 2 cepillos a la vez: deje enfriar un cepillo en el pelo mientras se continúa trabajando con el otro.

Sujete a continuación el pelo sobre la cabeza y sacúdalo suavemente con los dedos. Durante este tiempo dirija el secador a baja temperatura hacia el pelo, eso le dará movimiento adicional. A las puntas del cabello se les aplica finalmente un poco de gomina que crea un efecto brillante fenomenal. Estructura las puntas, y ópticamente el pelo parece más voluminoso (*véase* la foto de la derecha).

## PEINADO 3: PELO RECOGIDO PARA LAS GRANDES OCASIONES

Sonia quería desde hace mucho tiempo probar un recogido, pero hasta ahora no supo cómo hacerlo. Para poder recoger el pelo con mayor facilidad, necesita una determinada elasticidad. Por este motivo, es conveniente colocar los rulos eléctricos en el pelo sólo cuando esté seco. Es rápido y protege el pelo. Durante este proceso, se divide el cabello en mechones y, en función de su grosor, se les coloca un rulo más grueso o más fino que se ajusta con una horquilla en relación a ese grosor (las cajitas que se distribuyen en el mercado con este tipo de rulos incluyen, casi siempre, 3 tamaños diferentes).

Saber colocar los rulos requiere un poco de práctica. Si al colocarlos se le enreda el pelo, deténgase entonces, desenrolle el mechón y comience desde el principio, de lo contrario se le puede estropear el pelo. Las puntas del cabello tienen que estar completamente lisas alrededor del rulo. Lo mejor es no mirarse en el espejo y colocarse los rulos intuitivamente. De esta for-

*Para el segundo peinado, se enrollan durante el secado diferentes mechones de pelo en un cepillo redondo para así conseguir un mayor volumen.*

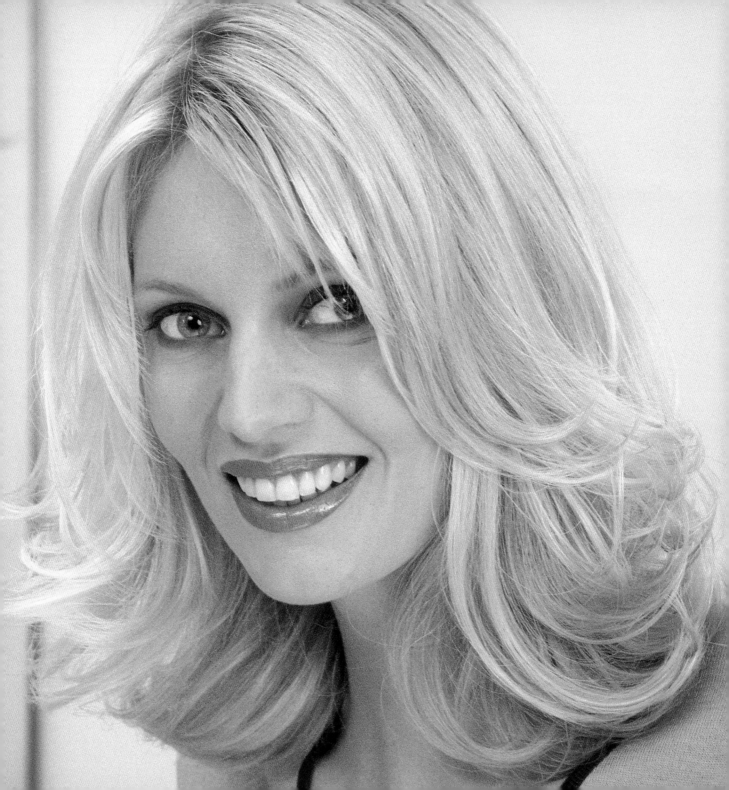

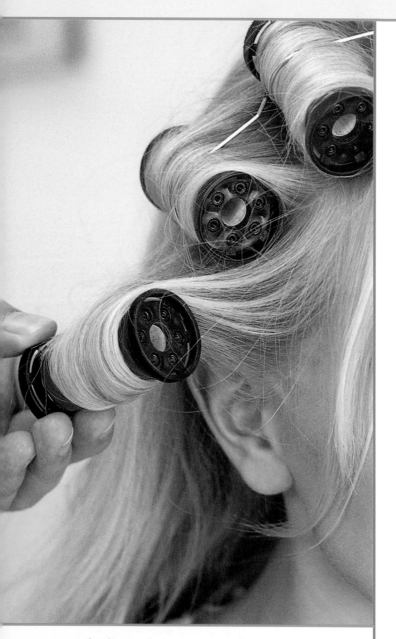

ma se evitan posibles percances y se desarrolla la habilidad para colocar los rulos, que pueden ir un poco más ajustados, y eso le dará una mayor elasticidad al rizo.

Deje enfriar los rulos en el pelo durante 10 minutos (la duración varía en función del grosor del pelo: cuanto más fuerte y liso sea el pelo, más tiempo deben permanecer los rulos en él). Luego, desenróllelo lentamente con ambas manos y con movimientos regulares (sino, se enreda el pelo en el rulo) desde el nacimiento hasta la punta. Cepille el pelo con cuidado y ahuéquelo con un peine de púas gruesas. Ahora toca recogerlo: primero se recogen mechones sueltos de la parte posterior de la cabeza y se fijan con horquillas en la parte superior. Es importante no recoger el pelo demasiado ordenadamente. Unos mechones más flojos, casi sueltos, parecen casi siempre más bonitos y naturales; si separamos 4 mechones ya es suficiente. Después, continuamos por los lados hasta llegar a la parte anterior de la cabeza. Con movimientos regulares, pero no demasiado fuertes, se recoge mechón a mechón hacia arriba, fijándolos con suavidad. En la parte anterior de la cabeza los mechones se fijan suavemente, por ejemplo con un pequeño flequillo hacia atrás que se une al resto del pelo. El vértice de la parte posterior debería ser la parte más voluminosa de la cabeza, resulta más bonito. Si lo desea, puede sacar con cuidado los últimos mechones hacia fuera (de la parte delantera o trasera)... ¡y ya tenemos un estupendo peinado para muchas y diferentes ocasiones! (*véase* la foto de la derecha).

*Los rulos eléctricos le dan una mayor elasticidad al pelo; de esta forma se puede recoger mejor.*

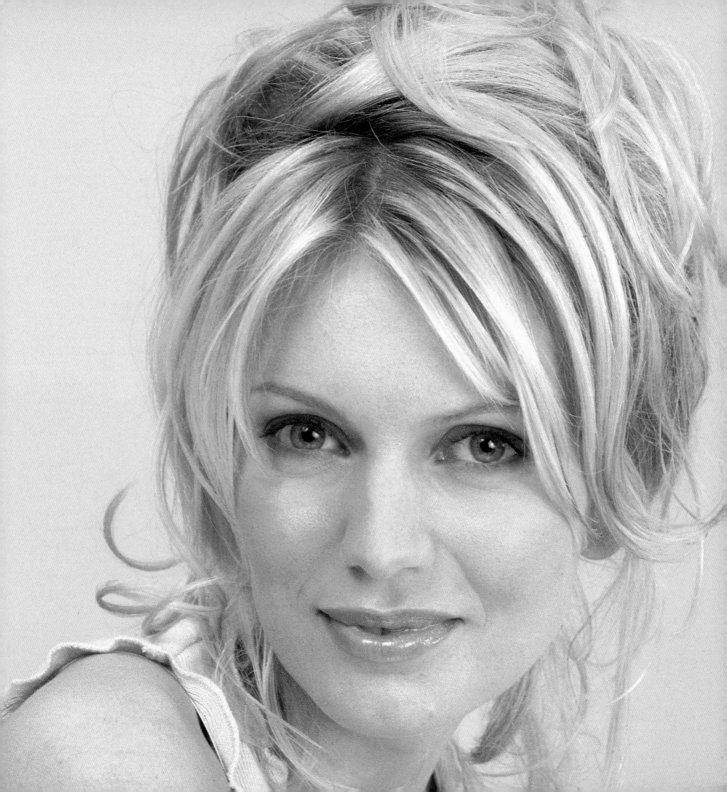

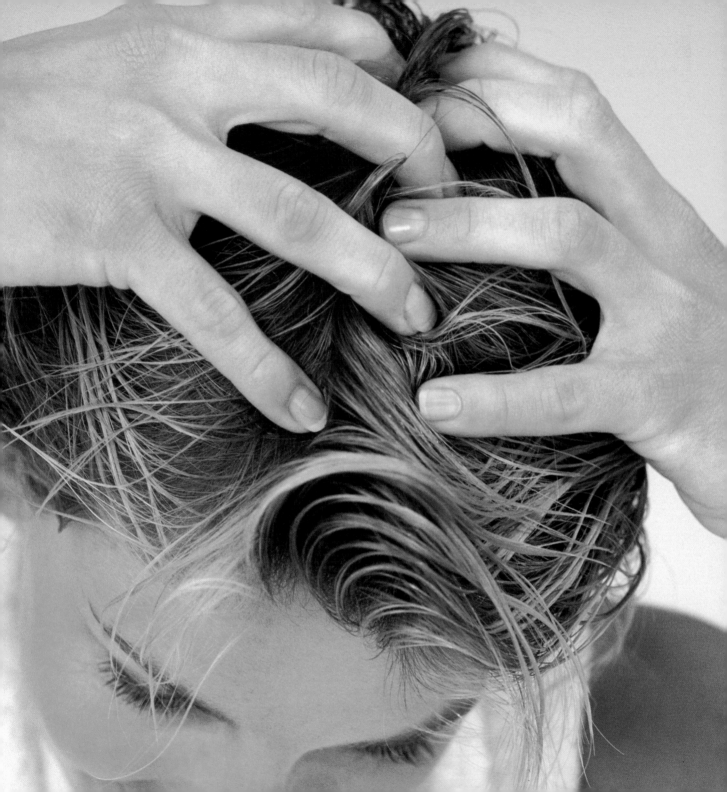

# Pequeños extras
## para un cabello bonito

Aparte del cuidado capilar diario, también puede mimar su pelo con unos ejercicios sencillos y efectivos. El centro de atención es el cuidado del cuero cabelludo, pues es la base para que nuestro pelo permanezca sano y bonito.

## MASAJES REGULARES

¿Todos los días un masaje de 3 minutos en el cuero cabelludo? "No tengo suficiente tiempo para eso", pensará usted ahora mismo. Mi opinión es que todos deberíamos acostumbrarnos a un masaje en esta parte del cuerpo como nos hemos acostumbrado a cepillar los dientes. No hay nada que contribuya tanto a una mejor circulación sanguínea del cuero cabelludo (y con ello, a una óptima alimentación de las raíces capilares) como lo hace un masaje.

Este masaje se lo puede hacer usted mismo: aplíquese el tónico para el cuero cabelludo (con aceite esencial de árbol de té) a través de un masaje, realizando movimientos circulares con los dedos durante 3 minutos, primero en el centro, luego a los lados y las sienes. Presione con tranquilidad y fuerza el cuero cabelludo, ya que es mejor para la circulación. Cuando vea que está ligeramente enrojecido es que lo está haciendo correctamente.

Para variar un poco, pruebe con un masaje japonés que se centra en los puntos de presión. Éste se practica en algunos salones de belleza; en lugar de movimientos circulares, el peluquero realiza una suave presión en determinadas zonas del cuero cabelludo para así deshacer la tensión.

## ¿LA ALIMENTACIÓN CORRECTA?

Esta información quizás le sorprenda: un pelo bonito depende mucho más de un cuidado correcto que de una alimentación adecuada. Por supuesto, de una alimentación equilibrada con mucha fruta y verdura fresca se beneficia todo el cuerpo, y también el cabello. Sin embargo, no existe ninguna vitamina especial de belleza que procure un pelo brillante.

El grosor de un pelo se debe a factores genéticos, la alimentación no tiene nada que ver en eso. Sin embargo, un cuidado minucioso puede mantener el cabello en buen estado. Incluso los cabellos ya dañados no se pueden mejorar sólo con la alimentación; al fin y al cabo, nuestro cabello se compone de queratina que, al contrario que nuestra piel, no es irrigada por la sangre. Tampoco los preparados que se aplican externamente, como la levadura de cerveza, hacen brillar el pelo de hoy para mañana. Sin embargo, abastecen las raíces capilares con nutrientes, es decir, se encargan del futuro del cabello.

## CHAMPÚS VITAMÍNICOS

Los champús vitamínicos están ahora de moda. La industria le añade vitaminas a los champús que han de abastecer al pelo y al cuero cabelludo. Sin embargo, el pelo no es capaz de absorber vitaminas desde el exterior; la excepción la constituye el pantenol (pro-vitamina B5), que es capaz de penetrar en el tronco fibrilar del cabello. Los productos de cuidado con pantenol procuran un mejor peinado y más brillo.

# Verano, sol y pelo estropeado

No hay nada que sirva de mayor alivio para el cuerpo y el alma que las vacaciones en verano. Pero el verano, el sol y el agua salada son sinónimo de estrés para el pelo. Utilice los productos de cuidado adecuados y deje que sus vacaciones sean también un descanso para su cabello.

## ¿Vacaciones para el pelo?

Al igual que el sol va dañando poco a poco la piel, éste también va estropeando nuestro pelo. Lo paradójico de la historia es que a diferencia de nuestra piel, nosotros no nos damos cuenta de cuándo se está quemando el pelo. Y eso es lo que hace en realidad: los rayos UV del sol, unidos al oxígeno, ponen en marcha un lento proceso de oxidación que hace empalidecer poco a poco al cabello. Este efecto daña y deshidrata la estructura del pelo, sobre todo en contacto con agua salada.

Tome medidas y elija entre la amplia oferta de la industria cosmética capilar lo que mejor se ajusta a sus necesidades. Una línea de productos de cuidado que contenga un champú solar hidratante, un gel o una loción protectora para evitar la deshidratación capilar y un *after-sun* capilar por ejemplo está provista de elementos integrantes especiales como son los filtros UV resistentes al agua o las provitaminas. Aquí no existe la división por tipos de cabello (como en las líneas de productos de cuidado tradicional); lo más importante para el pelo, como en el caso de los protectores para la piel, es que los filtros UV necesitan de 20 a 30 minutos para desarrollar todo su efecto protector sobre el pelo. Así que lo mejor es que se los aplique antes de bañarse en el mar.

### CUIDADOS ANTES DE LAS VACACIONES

Piense en su cabello: debería comenzar a prepararlo, como mínimo, 4 semanas antes del comienzo de sus vacaciones. Utilice champús hidratantes y aplíquese una vez a la semana una mascarilla intensiva (es recomendable, sobre todo en el caso de un pelo teñido).

### UNOS ACOMPAÑANTES EFECTIVOS

Su maleta debería contener varios productos altamente concentrados, es decir, los denominados productos resistentes al sol (*sunproof*). Surten el mismo efecto que una crema solar para el pelo -en crema o en un difusor- e incorporan casi siempre aceite o silicona, formando una película protectora. Por eso utilícelos, como muy tarde, tras cada baño o después de 1 hora al sol.

Un champú con un índice extremadamente alto de humedad es muy importante para la limpieza diaria del agua salada, pues deshace las ceramidas de la capa escamosa del cabello, que posteriormente han de ser añadidas de nuevo desde fuera, para que así el pelo no esté ni seco ni poroso. Resultan muy efectivos los productos que contienen pantenol o aloe vera. Como el pelo teñido reacciona de forma muy sensible ante los rayos del sol, existe también para él una gama de productos. Los pigmentos artificiales de color (procedentes del tinte o de la coloración) se comportan de "manera diferente" al cabello sin teñir por la interacción del sol y del agua salada; también aparecen con mayor facilidad los efectos de la decoloración, ya que el pigmento artificial que se encuentra en el pelo no es tan estable como uno natural. Pero también los pigmentos naturales del cabello son dañados fuertemente durante el verano: así, el cabello se aclara y se vuelve más poroso.

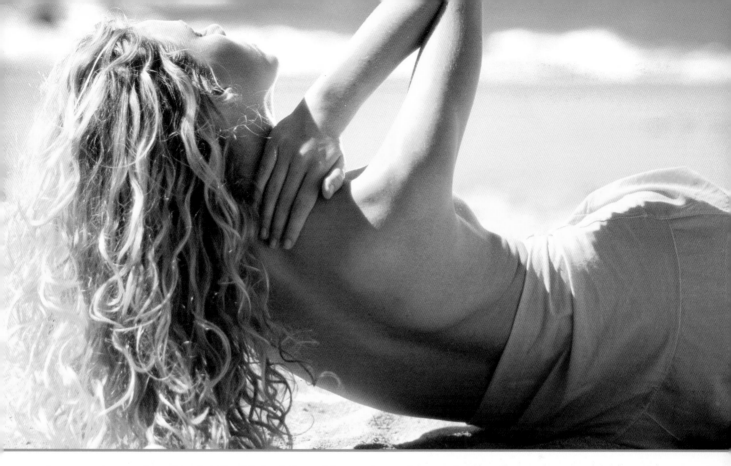

*Lo que muchos no saben: al igual que la piel, el cabello también necesita una buena protección solar.*

## CUIDAR EL PELO AL SOL

Su piel quiere ser cuidada tanto al sol como después del baño de sol. Su pelo se merece lo mismo. Los productos resistentes al sol incorporan agentes activos (filtros solares, gingko biloba, etc.) que protegen al pelo de los rayos UV cuidándolo durante la exposición al sol. No lo olvide: cada vez que se aplique una crema en la piel, debe pensar también en el cuidado de su cabello. El pelo teñido merece una atención especial: utilice, tras cada lavado, un champú especial para cabellos teñidos. Además existen una serie de mascarillas intensivas que "refrescan" el color. Estos productos renuevan el brillo de su pelo y prolongan la intensidad del color durante más tiempo.

## BIEN PROTEGIDO, DENTRO Y FUERA DEL AGUA

Los productos resistentes al agua son, por ejemplo, las lociones de protección solar capilar que protegen al pelo también en el agua. Pero tenga cuidado: "resistente al agua" no significa "no lavable". Después de cada baño, estos productos pierden aproximadamente la mitad de su capacidad protectora. Así que, después de cada baño, aclárese el pelo y luego aplíquese de nuevo el producto. Tras un día en la playa, su pelo le agradecerá unos cuidados extras: una mascarilla rápida que tras el lavado permanece en el pelo (sin aclarado), y una mascarilla intensiva cada 2-3 días le hacen recuperar su elasticidad y brillo.

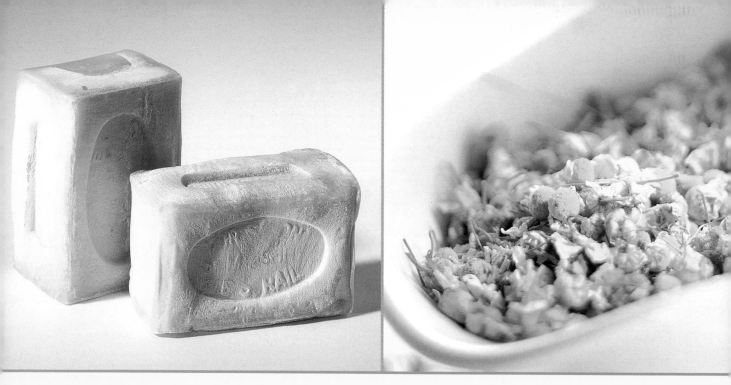

# Los "trucos capil

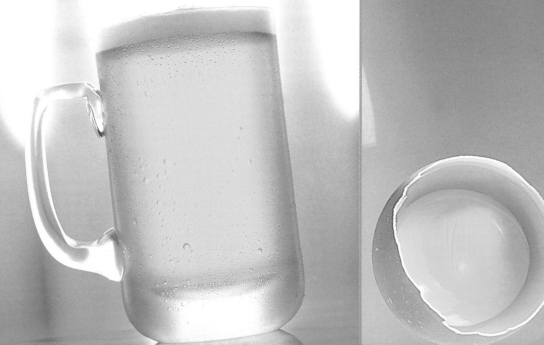

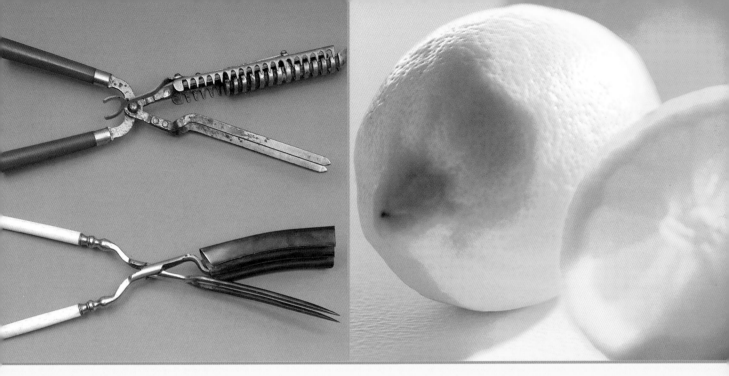

es" de la abuela

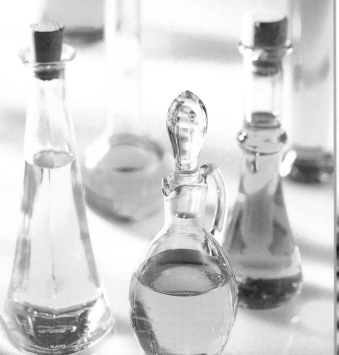

## El primer champú

El primer champú fue lanzado al mercado en Alemania en 1906 por la empresa Schwarzkopf. En aquellos tiempos era considerado un producto de lujo y sólo se podía comprar en farmacias y droguerías. Olía intensamente a violetas. Se trataba de una inversión de la nada despreciable cantidad de 20 céntimos alemanes, y sólo unas pocas personas podían permitírselo. Normalmente, el pelo se solía lavar con jabón duro. Por cierto, el término champú proviene de la India y significa "dar un masaje".

## Comienzos coloristas

El primer tinte del cabello lo patentó el francés Eugène Schueller, el fundador de L'Oréal en 1904. Tras varias pruebas superadas con éxito en las que Schueller había teñido diferentes pieles de animales, finalmente se atrevió a probar su receta en el cabello de las mujeres. A partir de esta idea creció una multinacional. Antaño se teñía el pelo con extracto de manzanilla y henna en pasta. Hoy en día, los tintes químicos utilizados levantan con suavidad la capa escamosa del cabello y almacenan en ella los pigmentos que parecen reales y duran mucho tiempo.

# Los "trucos capil

## Cerveza + azúcar

Los lavados con cerveza y agua con azúcar constituían antiguamente un fijador muy corriente. Los peinados ondulados con tenazas ardientes duraban todo un día, y aún más con este tipo de fijador tan pegajoso. Los lavados con cerveza les brindaba a los aprendices la dudosa oportunidad de hacerse a hurtadillas con un traguito de vez en cuando. Hoy en día los fijadores modernos se encargan de sujetar nuestro pelo de forma natural. Proporcionan una mayor fijación mientas el pelo mantiene su flexibilidad.

## Un huevo para todo

Nuestras abuelas apreciaban el huevo por su capacidad para dejarnos el pelo bonito. Como utilizaban jabón en lugar de champú, su pelo estaba a menudo seco y quebradizo. Esto lo contrarrestaban con unos ocasionales lavados de pelo con huevo. Las mascarillas con este producto eran consideradas un buen remedio para regenerar el pelo seco. Incluso si se tenía mucha caspa, se confiaba en su ayuda, frotándolo sobre el cuero cabelludo. Los modernos remedios son más sencillos y aún más efectivos.

## El embrujo de los rizos

Antes, las mujeres lucían su pelo con artísticos peinados ondulados que se conseguían con **tenazas de hierro ardientes**, que se calentaban sobre **carbón**. Esto, hoy en día, es un auténtico sacrilegio para el pelo. En los años 20 se lanzaron los primeros **cascos secadores** al mercado, los cuales han tenido un éxito fulgurante hasta hoy. A comienzos de los años 30 en Alemania se utilizó el primer **aparato eléctrico para hacer ondulaciones permanentes** que conseguía llenar de ondas el pelo de las mujeres más valientes.

## Provisiones de la cocina

La cocina constituía para nuestras abuelas un **arsenal repleto de productos de belleza**. Como compuesto natural, se preparaba una mezcla con **salvado, yema de huevo y limón** que se untaba en el pelo. Esta variante **poco apetitosa** de una mascarilla capilar ya no la tenemos que emplear hoy en día. Los productos de alta tecnología, de consistencia moderna y ligera, transportan nutrientes procedentes del salvado, de la tierra medicinal o de los limones, **directa y eficazmente** al pelo sin dañarlo. Con un poco de calor, sus elementos integrantes desarrollarán plenamente su efecto.

# res" de la abuela

## Vinagre + aceite

El **aceite puro de oliva o de ricino** se utilizaba en tiempos de nuestras abuelas como mascarilla capilar. Era **barato** y estaba muy a mano. Su finalidad era darle una **mayor suavidad** al cabello castigado por los lavados con jabón. Incluso se utilizaba vinagre casero para aplicarlo en el cabello después del lavado. En un principio, era una buena idea, pero el **vinagre concentrado** perjudica el pelo. Si se utiliza en dosis pequeñas o como extracto, formando parte de los componentes de los productos modernos, es capaz de crear realmente un **brillo estupendo**.

## 100 pasadas con el cepillo

Antiguamente se consideraba **una obligación** pasar 100 veces el cepillo sobre el cabello, pues se pensaba que mantenía el pelo sano y bonito. Las mujeres recurrían al cepillado constante de su pelo para repartir la **grasa natural del pelo**, como si fuera una especie de mascarilla capilar en la que se aprovecha la propia grasa. Sin embargo, la elasticidad del pelo **no se beneficiaba mucho** de todo esto. Esta recomendación está ya anticuada en esta época de modernos productos de cuidado capilar que, en lugar de grasas, trabaja con hidratantes naturales, como los **extractos cítricos**.

### EL AUTOR

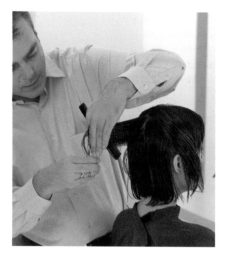

**Oliver Schmidt** trabaja desde hace más de 15 años como estilista capilar y asesor de imagen para la industria de la cosmética capilar.

Este peluquero de élite ha convertido su pasión en profesión, como lo habían hecho antes también su padre y su abuelo. Tras sus años de aprendizaje en París, Oliver Schmidt trabaja principalmente en la ciudad alemana de Düsseldorf. En las pasarelas de moda, seminarios de peluquería, así como en producciones nacionales e internacionales de fotografía para revistas de moda, ha demostrado su sensibilidad con respecto a las modas, las cuales modifica según su propia filosofía. Oliver Schmidt asesora además a diferentes presentadores de televisión de su país, mostrándoles qué *look* es el que más les beneficia ante su público. Sin embargo, el centro de atención de este peluquero profesional siguen siendo sus clientes: "A mí sólo me interesan las nuevas tendencias cuando se pueden adaptar a la personalidad del cliente. Un *look* que sea capaz de realzar de forma óptima la imagen de la persona es mucho más importante que una tendencia trepidante. Y si además es capaz de disimular algunos años... ¡mucho mejor!". Éste es su lema que transforma en realidades con la ayuda de 40 personas, en 5 salones diferentes de Düsseldorf.

En 1999, la peluquería de Oliver Schmidt fue elegida como "Salón del año", una distinción que siempre llama la atención en los círculos más entendidos.

# ÍNDICE
# DE CONTENIDOS

**Redacción:** Doris Birk y Monika Rolle
**Coordinación editorial:** Irmela Sommer
**Diseño de cubierta y maquetación:**
independent Medien-Design, Múnich
**Producción:** Renate Hutt
**Concepto:** Bernd Walsert
Buchproduktion, Múnich
**Fotoproducción:** Reiner Kaltenbach
y Manfred Jahreiß

**Título original:** *Hair!*
*Frisuren attraktiv* & *typgerecht*
**Traducción:** Julio Otero Alonso

**Agradecimientos especiales para...**
El autor le da las gracias a Magdalena
Kröner, que le ayudó a plasmar todas sus
ideas sobre el papel. Desde hace más de
7 años, esta periodista trata de encontrar
siempre las palabras apropiadas cuando se
trata de escribir algo nuevo sobre el tema
del cabello o la belleza.

**Otras fotografías:**
Axel Springer Nachdruck-Dienst: pág. 2 der.
(Petersen); 4 (Brandis); 24 der. (Wosnitza);
33 izq. (Strössner); 37, 38 inferior der., 39
superior der. (todas de Goldenbaum); 57
(Hopp); 59 (Heiser). Bavaria: pág. 53
(VCP). Freundin: cubierta fotografía der.
(Salomon). GU: pág. 51 superior
(Christophe Schneider); 70 der. (Tom
Roch); 88 inferior der., 89 inferior izq.
(Studio Schmitz); 89 superior der. (Manfred
Jahreiß). Image Bank: pág. 60 (John P.
Kelly). Jahreszeiten Verlag: pág. 72 izq., 75
izq. y der., 89 inferior der. (todas de B.
Leinders); 88 superior izq. (Alan Ginsburg).
jump: pág. 12 (Katharina Axelson); 39
superior izq. (Annette Falck); 51 inferior
(Christiane Vey). Kaltenbach, Reiner:
cubierta, fotografía central; pág. 3 der., 33
der. Mauritius: pág. 46. Photonica (Neo
Vision): pág. 49. *Schwarzkopf* Professional:
pág. 89 superior izq. Tony Stone: pág. 87
(Laurence Monneret). Stock Food: pág. 88
inferior izq. (Rick Mariani). *Wella:* pág. 2
izq. (Martina Acht para *Wella 2001*,
colección Op Art); 17 der. (*Wella* Vivality).
Zefa: cubierta, fotografía izq. (Miles).

© Gräfe und Unzer GmbH y
EDITORIAL EVEREST S.A.
**www.everest.es**
Carretera León-La Coruña km 5 - LEÓN
ISBN: 84-241-8472-6
Depósito Legal: LE: 1331-2002
Printed in Spain - Impreso en España

EDITORIAL EVERGRÁFICAS, S.L.
Carretera León-La Coruña km 5 - LEÓN
(ESPAÑA)